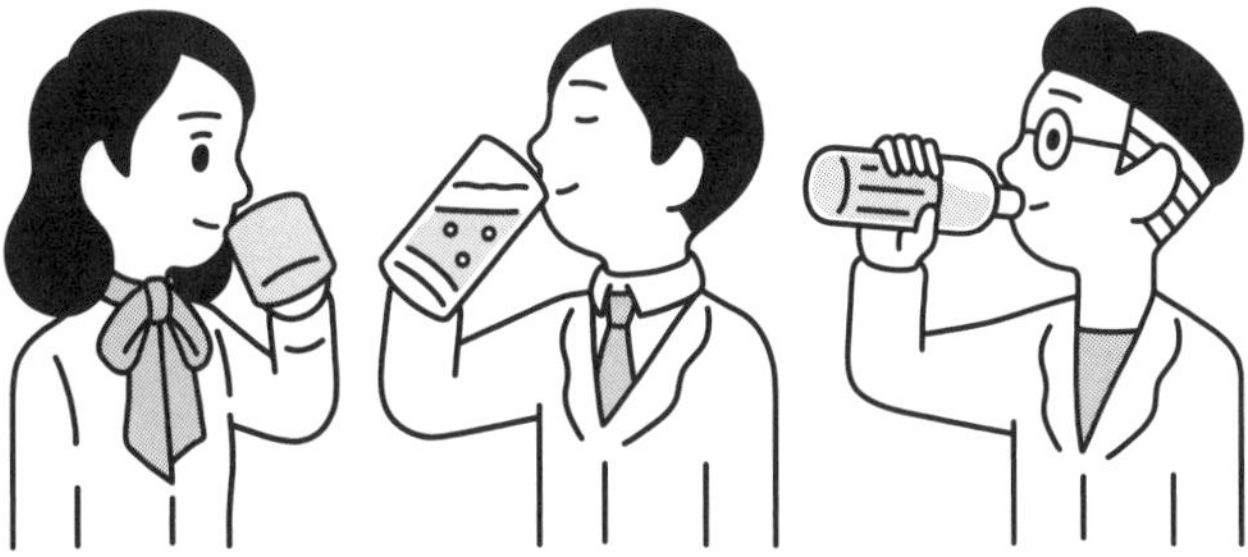

なぜ、一流は飲み物にこだわるのか？

WHY ARE TOP BUSINESS PEOPLE
CARE ABOUT THEIR DRINKS ?

東京農業大学名誉教授
医学博士
田中越郎
ETSURO TANAKA

CROSSMEDIA PUBLISHING

はじめに
すべての飲み物には長所と短所がある

飲み物を飲まずに生きている人はいません。誰もが1日のうちに何かしらの飲み物を口にしています。水道水以外にも、コンビニ、スーパー、ドラッグストア、自販機などでは、実にさまざまな種類の商品が売られています。

その商品の中身は単なる水から、お茶、炭酸入り、甘いもの、栄養がありそうなもの、薬のようなもの、アルコール入り、そして、体に悪そうなものまでさまざまです。価格もピンキリで非常に幅があります。これだけ多種多様な飲み物が存在するということは、それぞれに長所と短所があることを示しています。そして、すべての商品にはメーカーが心血を注いで開発した独自の工夫と歴史があります。

たとえば、ミネラルウォーターは安いものから高いものまでいろいろありますが、これらは何が違うのでしょうか。スーパーの牛乳売り場の棚に並んでいる商品をよく見ると、「牛乳」「加工乳」「乳飲料」「低脂肪牛乳」「ノンホモ牛乳」「パスチャライズド牛乳」「LL牛乳」などと書いてあります。これらは何が違って、健康にはどう影響があるのでしょうか。

また、コーラやジュースのラベルには「果糖ぶどう糖液糖」や「ぶどう糖果糖液糖」と表示してあります。両者は何を意味し、どう違っていて、健康にはどう影響があるのでしょうか。

飲み手側にも時間や場所、体調など、いろいろなシチュエーションがあります。本来、飲み物は単にのどが渇いたからという理由だけでなく、熱中症予防、気分転換、人前で話をする、栄養補給、健康増進などの目的に応じて、その都度、目的に合致したものを選ばないといけないはずです。また、健康上の視点から、飲んだほうがいいものと、飲まないほうがいいものもあります。特に子どもに飲ませたくない飲み物とその理由は重要です。

私がいままで出会った一流のビジネスパーソンは、健康のために運動や食べ物に気をつけていました。そして、よくよく観察すると、運動や食べ物と同様に飲み物にも非常に気を配っていたのです。それは、お酒だけでなく、水やお茶、清涼飲料水、コーヒー、紅茶など、どんなときに何を飲むかに強いこだわりをお持ちの方がほとんどでした。

一方、多くの方はどの飲み物を選ぶべきかがよくわからず、そのときの気分で適当にチョイスしているのが実情だと思います。飲み物の正しい姿を知らず、飲み物の害を無視し、飲み物に秘められた本来のパワーに気づいていません。これは非常に危険であり、同時に非常にもったいないことです。

自分の「いま」の体調や環境下において、どの飲み物をどのくらいの量で飲むのがベストなのかを知っているのと知らないのでは、仕事の効率だけでなく、あなたの人生をも左右しかねません。まずは飲み物をよく理解し、同時に「自分の現在の体調」をよく知る必要があります。

飲み物の最大の長所は、食べ物に比べて圧倒的に身近で手軽、そして、即効性が期待できることです。食べ物は通常、胃腸で消化吸収されるまで数十分から数時間かかりますが、飲み物は早ければ数分以内で吸収されます。つまり、飲み物に秘められたパワーは、口にしてすぐに体内を巡らせることが可能なのです。これは食べ物にはできない芸当です。

本書は全3章構成になっています。ＰＡＲＴ１では飲み物と体の関係を解説し、仕事のパフォーマンスを上げる飲み方のルールを理解できるようにしてあります。

ＰＡＲＴ２では、典型的なビジネスパーソンが朝起きてから夜寝るまでの1日の行動を20のシチュエーションに分類し、それぞれ何を飲むのが最適なのかを示しました。たとえば、朝忙しくて食事がとれない、集中力を高めたい、眠気を吹き飛ばしたいときにどんな飲み物を選べばいいかについて、「医学×栄養学的」な視点から紹介し、選んだ飲み物の詳細を食品学的な面も含めて解説しています。

どんなに自己管理に厳しいビジネスパーソンでも、たまにはハメを外したいことはあると思います。人間誰しも我慢できないときがあります。そうした場合でも飲み物をうまく利用すれば、そのマイナス面をある程度はリセットできます。たとえば、「血糖値が高いけど、甘いものが食べたい」「中性脂肪が気になるけど、揚げ物が食べたい」といった場合です。これらの飲み物および飲み方はＰＡＲＴ３で解説しています。

本書をお読みになれば、忙しいビジネスパーソンが自分の体質やそのときの体調にピッタリの飲み物を的確にチョイスし、有益な飲み方ができるようになるはずです。日々の体調の改善や仕事のパフォーマンス向上に、この本で紹介した飲み物の正しい知識をぜひ役立ててください。

田中 越郎

CONTENTS

PART 2
こんなとき、何を飲む？
医学×栄養学的に正しい飲み物の選び方

PART 3 どうしても我慢できない人のための飲み物リセット術

ブックデザイン　金澤浩二
イラスト（カバー、章扉）　山内庸資
企画協力　エリエス・ブック・コンサルティング

PART

1

仕事の
パフォーマンスを上げる
飲み方のルール

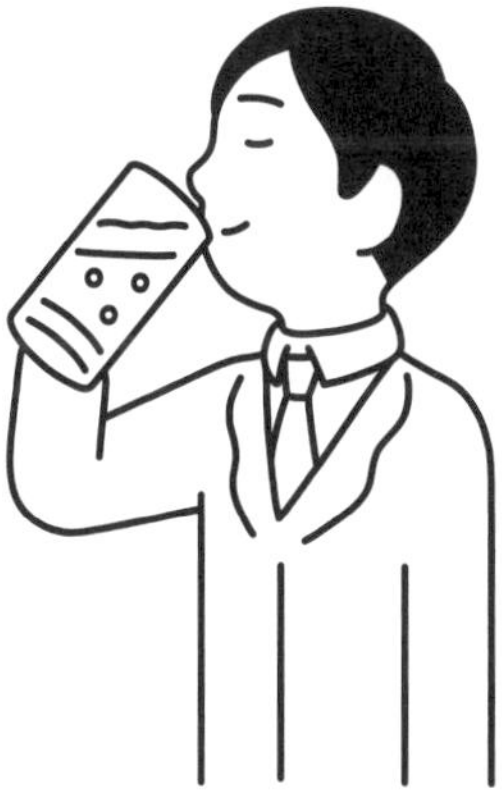

01 飲み物を漠然と選んではいけない

体の約6割は水でできている

人間の体の約6割は水でできています。これを「体液」と言います。体液は、体の細胞が正常な機能を保つうえで非常に重要な働きをしており、その量や濃度などは厳密に調節されています。逆に言うと、体液の量や濃度がズレてしまうと、体は変調を来してしまいます。

正常な状態では、体液の量や濃度、成分は常に一定ですが、体液自体は絶え間なく入れ替わっています。すなわち、尿や汗などとして出ていった分は、すみやかに補ってあげないといけないのです。この補う方法の代表が「飲み物を飲む」という行為です。つまり、**飲み物を飲むことは、体を健康に保つうえで極めて重要なのです。**

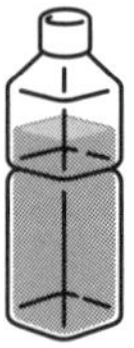

Why are top business people care about their drinks ?

私たちの体がおかれている環境は時々刻々と変化しています。外気温は変化しますし、運動したり、仕事をしたりすると、体液の質・量ともに影響を受けて変化するので、その変化が最小になるように飲み物でうまく水分を補給してあげる必要があります。

飲み物にはたくさんの種類がある

日本では多種多様の飲み物が入手可能です。たとえば、お茶、コーヒー、炭酸飲料、ジュース、そして牛乳、お酒まで、非常にバラエティーに富んだ飲み物が手に入ります。一番手軽なのは蛇口をひねるだけで出てくる水道水で、その主成分は単なる水です。私たちが普段口にしている飲み物の多くは、水にいろいろなものを加えてあります。ペットボトルや缶、瓶などの密閉容器に詰められて、自動販売機で手軽に買えるものも多く、冷たいものから熱いものまで温度もさまざまです。

市販の飲み物はいくつかのグループに分けられます。たとえば、冷蔵保存が必須なものと、常温保存が可能なものに分けることができます。また、別な分け方をすると、「乳及び乳製品」「乳酸菌飲料」「お酒」、そして、「それ以外のもの」の4つに分けることができ

図表1-1　飲み物の分類例

大分類	中分類	小分類	商品の例（商品名を含む）
清涼飲料水	ミネラルウォーター		天然水
	炭酸飲料		炭酸水、コーラ
	非炭酸飲料	茶系飲料	緑茶、ウーロン茶、紅茶
		コーヒー飲料	ボス、ワンダ、ジョージア
		果実飲料	オレンジジュース、りんごジュース
		野菜ジュース	トマトジュース、青汁
		豆乳飲料	調整豆乳
		乳性飲料	いちごミルク
		スポーツ飲料	ポカリスエット
		機能性飲料	黒烏龍茶
		その他	スープ、酢飲料、ココア、甘酒、しるこ
乳類*	乳酸菌飲料		ヤクルト
	乳及び乳製品		牛乳
お酒*			ビール、日本酒、焼酎、ワイン
医薬品*			ユンケル黄帝液系、葛根湯

＊ これらを販売するにはさらなる特殊な許可が必要

ます。それ以外のものをまとめて「清涼飲料水」と呼んでいます。

もっと細かな分類の例を図表１－１に示しました。清涼飲料水にはたくさんの種類があることがわかります。これらの商品は通常、自動販売機やコンビニ、スーパー、ドラッグストアなどで手軽に買うことができます。

清涼飲料水は、２０２１年度の年間販売総量が約２２０億Lありました。この総量を日本の人口約１億２５００万人で割ると、１人当たり１年間に１７６Lになります。これを

５００mlのペットボトルで換算すると３５２本になるので、**日本人は清涼飲料水を５００mlのペットボトルで毎日約１本飲んでいる計算になります。**

自宅や飲食店でなら、ペットボトルではなくコップのようなオープンな容器で飲み物が飲めます。お茶やコーヒーなどがその代表です。自分で淹れると、好みの味で飲めますし、その量もかなり自由になります。

飲み物は体の状況に応じて正しく選ぶ必要がある

このように飲み物にはたくさんの種類があり、当然のことながらそれぞれ特徴があります。その特徴を正しく理解して、体の状況に合わせながら、どの飲み物を選ぶべきかを決める必要があります。それぞれの飲み物の長所短所はＰＡＲＴ２で詳しく解説します。

体が要求する飲み物は、そのときの体調や気分で変化します。せっかくこれだけの種類の飲み物があるわけですから、そのときの体調に一番合致した飲み物を正しく選び、正しい量を飲むことが、健康を維持していくために極めて重要なことなのです。

02 三度のメシより飲み物が重要な理由

メシは絶てても、水は絶てない

大きな持病がない健康体の人は、しばらくの間なら絶食しても大丈夫です。1週間程度の断食なら、注意深くやれば、命にかかわることはまずありません。修行僧ではない普通の人でも、1週間の断食には十分耐えられます。しかし、飲水はそうはいきません。まったく水分を摂らなかったら、2~3日で命が危険な状態になります。どんなに屈強な人でも、飲水完全ストップの継続はせいぜい2~3日が限界でしょう。なお、断食の場合、水分摂取は制限されていません。制限どころか、むしろ飲水は推奨されています。

少し極端な例を出してしまいましたが、飲み物の重要性の一端は理解していただけたと思います。

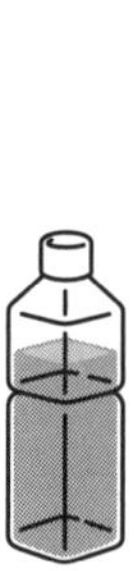

Why are top business people care about their drinks ?

飲み物が重要だと言える3つの視点

では、別な面から、飲み物が重要な理由を①嗜好の定着、②手軽に飲める、③気がつかないうちに過剰摂取——の3点から考察してみます。

① 嗜好の定着、一生飲み続ける

嗜好の定着とは、日常的に飲んでいるものは、毎日飲まないと落ち着かなくなってしまうことです。お酒もそうですが、コーヒーやコーラを毎日一定量飲むことが日課になってしまっている人は多いと思います。コーヒーを毎日飲むことが悪いとは言いませんが、**一般的に食べ物や飲み物は同じものを連続で摂取するよりも、多種類のものを間隔を空けて摂取するほうが体へのリスクは少なくなります。**つまり、バラエティーに富んだ、さまざまな飲み物を飲むべきなのです。

もっと長いスパン、すなわち人生の流れでみた場合、食べ物や飲み物の嗜好が定着するのは18歳くらいです。つまり、高校生頃までによく食べて(飲んで)いて好きだった食べ物や飲み物が、一生を通じて好きなものになるわけです。いわゆる「オフクロの味」です。たとえば、子どものときにハンバーガーやコーラが好物で頻繁に食べたり飲んだりしていたら、その子は成長しても嗜好は変わることなく、ハンバーガーとコーラが大好きな大人ができ上がるわけです。同様に、ご飯よりもパンを好んで食べる子どもが増えると、その十年後には日本の米の消費量が減少します。

アメリカの小中学校には給食という制度はなく、学校内にハンバーガーショップなどが出店しています。ハンバーガーやコーラの企業にとって、このシステムは将来の優良顧客を確保するための、非常によく練られたビジネス戦略だと思います。

ビジネス戦略と言えば、日本ではサンタクロースの服は赤に決まっていると思い込んでいる人が多いようですが、実際には世界のサンタクロースはさまざまな色の服を着ています。実はこの赤い服はコカ・コーラ社が宣伝用に考え出したもので、サンタの服の赤色は「コカ・コーラ」のラベルとまったく同じ赤色なのです。「サンタクロースは赤色の服を着ているものだ」というのはコカ・コーラ社による刷り込みの結果です。

②手軽に飲める

手軽に飲めるとは、文字通りいつも手元に置いて、24時間いつでも摂取可能ということです。ちょっと手を伸ばすと、そこにはペットボトルがある状態です。食事は通常１日３回限定ですが、飲み物は常に飲むことができます。ですから、１日の飲み物の総量を計算すると、結構バカにならない量になります。

仕事中、定期的にコーヒーブレイクを入れている人は多いかと思います。実はコーヒーブレイクという言葉は、コーラの台頭に危機感を持った南北アメリカのコーヒー業者連盟が、コーヒーの消費喚起のために１９５２年につくった宣伝用コピーです。「運転したらコーヒーブレイク」と呼びかけ、急速な車社会となりつつあったアメリカにおいて、コーヒーを飲めば運転中の注意力が保てると訴えたのです。同時に軍部を抱き込んで、軍部全体（兵隊だけでなく軍需産業も）にコーヒーブレイクを習慣化させました。医学的にはコーヒーでブレイクする必要はまったくありません。水分補給が目的なら、コーヒーに限らず、水でもお茶でも何でも大丈夫です。

③気がつかないうちに過剰摂取

気がつかないうちに飲み物からカロリーを過剰摂取して、肥満になってしまうことがあります。一般の人は、食事のカロリーに気をつけても、飲み物のカロリーにはあまり注意を払わないことが多いようです。たとえば、アメリカの貧困層には肥満が多く、その大きな原因のひとつはおそらくコーラの飲み過ぎだろうと私は思っています。

人間は摂取カロリーと消費カロリーの差で太ったりやせたりします。運動をすると当然カロリーを消費します。体重70kgの男性の場合、歩行による消費カロリーは、ゆっくりめ（時速４・０km）に15分間歩いて55キロカロリーくらいです。少し速め（時速４・８km、分速８０m、不動産広告で駅から何分という場合の歩行速度）で15分間歩いても64キロカロリーくらいです。

たとえば、「コカ・コーラ」をコップ1杯（２００ml）飲んだ場合は、90キロカロリー摂取したことになるので、その分の摂取カロリーをチャラにしようとすると、早歩きで20分は歩かないといけない計算になります。なお、歩行による消費カロリーの目安は、普通に歩くと20分、速めに歩いて15分で自分の体重とほぼ同じカロリーを消費できると思ってください。運動でカロリーを消費するのは、結構大変だということをご理解ください。

別な例としては、重いものをアッチからコッチに運んで（仮にこの作業の消費カロリーを30キロカロリーとしましょう）、「あ〜疲れた」と言いながら「コカ・コーラ」を３口（90mlで40キロカロリー）飲むと、摂取カロリーのほうが勝ってしまうので肥満の方向に行ってしまいます。**本人は肉体作業をしたのでやせるはずだと思っても、実は短時間の運動の消費カロリーなど大したことはなく、作業後の飲み物のせいで結果的には太ってしまうのです。**

同様に、スポーツジムやゴルフ練習場で１時間軽く汗を流したあとに、スカッとさわやかになるために「コカ・コーラ」の５００mlペットボトル１本（２２５キロカロリー）を飲んだら、せっかく運動で消費したカロリーのほとんどがチャラになってしまいます。つまり、この場合、せっかく運動してもほとんどやせないということです。

カロリーを気にして「コカ・コーラゼロ」を選んでいる人もいらっしゃるかと思いますが、ゼロと表示があっても実はカロリーがゼロではないですし、甘い味は人工甘味料によるものです。詳しくはＰＡＲＴ１の06で説明します。

03 飲み物が人体に与える作用・働き

体の水がある場所は細胞の内と外

人間の体の約6割は水でできているという話をしました。ここでは体内の水の分布について説明します。そもそも人間の体は細胞の集まりからできていますが、人間の体はそのすべてが細胞からできているのかと問われると、答えはノーです。つまり、体には「細胞」と「細胞ではない部分」があるのです。

たとえば、レンガの壁をイメージしてみてください。この壁は確かにレンガでできていますが、レンガとレンガの間は「目地」というセメントで埋められています。つまり、この壁は「レンガ」と「レンガではない部分（目地）」の2つからできています。

人間の体も同様で、細胞と細胞ではない部分の2つから成り立っています。体内の水の

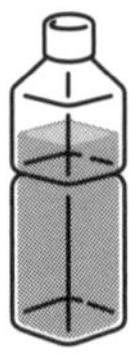

Why are top business people care about their drinks ?

分布も、細胞のなかに存在する水と、細胞の外に存在する水の2つがあります。前者を「細胞内液」、後者を「細胞外液」と言います。

まとめると、「体内の水には、細胞内液と細胞外液の2つがある」ということです。血液は細胞外液の一種ですが、血液を独立させて「細胞内液と細胞外液と血液の3つがある」という理解でも結構です。なお、胃腸のなかにある水と膀胱内の水は、除外してください。胃腸のなかと膀胱のなかの空間は外界と直接通じており、そこは「体外」であり、「体内」ではありません。つまり、人間の体は「小さなくぼみのあるちくわ」みたいなもので、ちくわの穴が胃腸に相当し、くぼみが膀胱に相当するわけです。

体内の水はすべて濃度が同じ

細胞内液と細胞外液はその成分がまったく違います。細胞内液はカリウムが主体、細胞外液は血液を含めてナトリウムが主体です。成分はまったく違うのですが、実は濃度は一緒です。この「濃度は同じ」は重要なポイントです。ただし、濃度の単位は、通常よく使う重量のパーセントではありません。この場合の濃度の表現には「浸透圧」という単位を使います。浸透圧の定義は難しいので、ここでは単に**「体内の水はすべて濃度が同じ」**という理解だけで結構です。

つまり、体内の水は存在する場所にかかわらず、濃度がすべて一定に保たれているわけです。そして、そのカギを握っているのが、飲水（とオシッコ）なのです。

脱水から口渇感《こうかつかん》までは時間差がある

体内の水が不足する状態を「脱水」と言います。実は、私たちは非常に軽い脱水を日常的に経験しています。軽い脱水では、細胞内液ではなく細胞外液のほうが主に減少しています。その減少の様子も、主に水だけが減少します。

脱水が強くなると、水と一緒にナトリウム（細胞外液の主成分）も減少することがありますが、通常は主に水が減少しています。ということは、軽い脱水の補正には、水を補給すればよく、**あえて食塩（塩化ナトリウム）を舐める必要はない**ということです。このことはＰＡＲＴ１の05であらためて詳しく説明します。なお、大量発汗をともなう熱中症のような重度の脱水の場合には、水だけでなくナトリウムも補給しなければなりません。細胞外液が減ると、それにつられて細胞内から細胞外へ水の移動が生じ、全身の細胞の細胞内液が減少していきます。脳の神経細胞の細胞内液も減少し、のどの渇き、すなわち口渇感が生じます。その結果、私たちは飲水行動を開始するわけです。

ここで理解していただきたいことは、脱水（＝細胞外液の減少）が生じた場合、細胞外液の減少から細胞内液の減少を経て、口渇感の出現までに少し時間がかかるということです。つまり、口渇感を感じた時点では、すでに脱水はそれなりに進行していて、**口渇感を感じてから水を飲んでも間に合わないこともある**のです。このことは、口渇感がなくても、定期的に水を飲まなければいけないということを示しています。特に60歳を過ぎると、口渇感の感度が落ちてきます。すなわち、口渇感を感じにくくなるのです。これが高齢者が脱水になりやすい理由のひとつです。飲み物の重要性の一端を理解していただけたら幸いです。

04 飲水とオシッコの関係

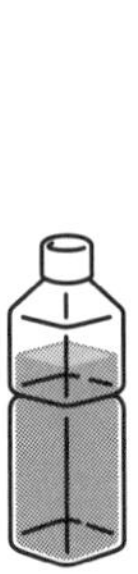

Why are top business people care about their drinks ?

体の水分出納

体内の水の量は、水の入り（イン）と出（アウト）のバランスによって決まります。水の入りが多くなれば水の出も多くなり、入りが少なくなれば出も少なくなります。このように通常は両者が釣り合った状態が保たれて、体内の水は一定量を保っているわけです。

もし水の出に対して、入りが不足すると脱水になります。逆の場合もまた不調を来します。人間の体はそうならないために、体内の水の量やその濃さを感知するセンサーを複数個備えています。これらのセンサーたちのおかげで、体内の水分濃度と量は常に適正に保たれています。

水の入りの代表は飲水です。体内の水が減ってくると、センサーが反応してその信号を脳に送り、脳では口渇感として発信します。その結果、私たちは水を飲みたくなり、飲水に向けて行動するわけです。つまり、飲水という行動は意識的に行う必要があるということです。たとえば、睡眠中や重病で意識不明のときは飲水ができず、そのままの状態が長時間続くと脱水になってしまいます。

一方、水の出の代表は尿です。腎臓が尿をつくっているわけですが、どんな濃さの尿をどのくらいの量つくればいいかは、センサーたちが常に腎臓に教えています。体の状態は刻々と変化していますが、腎臓はその変化に対して、素早く反応して、そのときにおける適正な濃度と量のオシッコをつくっているわけです。これは無意識に行われており、睡眠中も尿はつくられ続けています。

ちなみに、膀胱は腎臓でつくられた尿を溜めているだけで、膀胱内では尿の量や成分は変化しません。よって体内の水分を考えるうえでは、膀胱内の水分は除外します。体重測定の前に「トイレを済ませてください」と言われるのは、腸内と膀胱内は「体外」だからです。

このように体内の水の量は厳密に調節されていますが、実は体内のナトリウムも、水分と同様にその濃度が一定になるように厳密に調節されています。食塩を摂り過ぎると体内のナトリウム濃度が上がるので、濃くなったナトリウム濃度を水を飲んで薄めようとする反応が生じます。塩気の強い食事をするとのどが渇くのはそのためです。ここまでの話をまとめると、次のようになります。

・体内の水の量が減ったり、ナトリウム濃度が濃くなれば、のどが渇いて飲水をする
・体内の水の量が多過ぎたり、ナトリウム濃度が薄くなれば、オシッコの量が増えて余分な水は体外に排泄される

オシッコの濃さと量

人間の体内では、筋肉の収縮や食べ物の消化など多様な活動を行っています。そして、その活動にともなって老廃物が発生します。老廃物はオシッコに混ぜて捨てています。代表的な老廃物のひとつにウロビリノーゲンという黄色の物質があります。体の水分が少ないと、老廃物を高濃度に含んだ濃いオシッコが少量出て、尿の色も濃い黄色を呈します。水をたくさん飲んだら、無色透明に近い薄いオシッコがたくさん出ます。

　このようにオシッコの色と量からも、体の水分出納をある程度推測することができるので、オシッコをしたときには自分の尿をよく観察するようにしましょう。

　残念ながら、人間の腎臓は一定濃度以上の尿をつくることができません。尿の濃さには上限があるのです。そのため、老廃物をすべて捨てるには、尿量が１日に少なくとも４００ml以上は必要です。もし１日の総尿量が４００ml以下になると、捨てきれなかった老廃物が体内に蓄積してしまいます。４００mlという数字は腎臓に最大負荷をかけた場合なので、腎臓への負荷を軽減させるためにはできれば１日に最低１Ｌの尿量はほしいところです。

　つまり、１日にオシッコが１Ｌ以上出るように水分を摂取しないといけないのです。さらに言うと、腎臓に過重労働を強いないためには、オシッコが１日に１・５Ｌ程度出るように水分を摂取するのが望ましいです。色は薄い黄色が理想です。**目標としては１日１・５Ｌの尿量を目指しましょう。**

しかしながら、1・5Lと言われても量のイメージはつかみにくいですよね。その場合はトイレの回数もしくはトイレの間隔で代用できます。健康な人がオシッコに行きたくなって1回に排尿する量は、個人差や場面の差が大きく一概には言えないのですが、ここでは1回当たり300mlと仮定しましょう。すると、朝起きてから夜寝るまでに5回くらいはトイレに行く必要があることから、**3〜4時間経っても排尿欲求がない場合は、脱水の可能性を考慮して水分を摂取したほうがいい**ということです。

利尿作用と尿量

体内の水分量は厳密に規定されているという話をしました。しかし、規定されているはずの体内の水分量は、飲水や発汗などにより常に変動してしまいます。そこで体内の水分量をなるべく一定に保つために、オシッコの量でつじつまを合わせているわけです。

尿量を増やすことを「利尿」と言います。たとえば、利尿薬の錠剤を飲むと、たとえ水を飲んでいなくても、数時間のうちにたくさんの尿が出ます。当然ながら体は脱水気味になります。水をたくさん飲んだ場合も尿量は増えますが、それは単に体内の水分量が増え過ぎたからです。そのため、「水に利尿作用がある」とは言いません。

一方、**アルコールには明らかに利尿作用があります。**お酒を飲むとのどが渇いて水を飲みたくなるのは、よく経験することです。ビールの場合、ビール自体に水分が多いので、たとえばビール１Ｌを飲むと、体内に水が増えます。水が増えれば尿量も増えます。さらに、アルコールの持つ利尿作用が加わって、オシッコの量が増えてトイレが近くなります。このように、ビールによる尿量増加は、ビールなら大量の水分を一気に摂取できるという単純な理由も大きいのです。

では、普通の水（たとえば、ミネラルウォーター）でも同じことが起こるのかというと、似たようなことは起こります。しかしながら、そもそも普通の水１Ｌを一気に飲み干すのは至難の業です。ビールをたくさん飲める理由は、ビールには胃から腸への排出を促すホルモンの分泌を増やす物質が入っているためと考えられています。さらに、ビールには膀胱を刺激する物質も入っているので同じ尿量でも頻繁にトイレに行きたくなるのです（諏訪 醸協誌 101:376-383, 2006）。

なお、カフェインにも利尿作用はありますが、それほど強くはありません。コーヒーの主成分は水で、コーヒー中の水の量は利尿作用で出ていく水よりも多いと思われるので、コーヒーをたくさん飲んだら脱水になるという心配はしなくてもいいと思います。

利尿薬の逆の作用を示すのが食塩です。塩気の強いものをたくさん摂ると体液の濃度が上がります。これを薄めるために水が必要になり、のどが渇いて飲水を促します。

また、摂取した水分の体外への排泄時間も重要です。1Lの水道水を飲んだ場合と1Lの塩水を飲んだ場合を比べると、体外に排泄されるまでの時間は水道水を飲んだほうが早く、塩水を飲んだ場合はゆっくり排泄されます。このように、**飲み物は体内の水分量を維持するうえで、その量だけでなく、含まれているナトリウム量も非常に重要です。**

脱水気味の人に対して「尿量を増やしましょう」と言うと、「利尿作用がある飲み物を選ぶべきですか？」と質問されることがあります。この場合、尿量を増やすのは脱水を防ぐためですから、利尿作用があると困るのです。したがって、より正しい表現は「脱水を防ぐためには利尿作用のない飲み物をたくさん飲んでください」となります。

05 飲み物の益と害

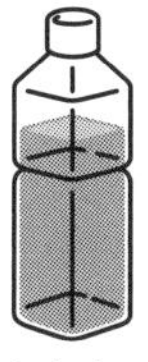

Why are top business people care about their drinks ?

必要な栄養素と不要な栄養素

どんな物質も「安全」ではありません。「安全な物質」はこの世に存在せず、「安全な量」があるだけです。栄養素にも、不足による害と過剰による害があります。栄養学では、その栄養素を摂取すると「どのくらいリスクが生じるか」という観点から考えます。

たとえば、ナトリウムは不足しても体によくないし、摂り過ぎても体によくありません。ちょうどいい量を摂取する必要があります。この〝ちょうどいい量〟の範囲が広いものほど、摂りやすい栄養素というわけです。たくさん摂ればいいというものではないことをご理解ください。

このように、飲み物の含有物には体にいいものと悪いもの、一概にはどちらとも言えないものに分けられます。まずはこの3つを例示しながら、そのリスクを説明していきます。

①摂取すべき成分

不足しやすく過剰になりにくい成分のことです。図表1－2の薄いグレーの線になります。その代表が水や食物繊維、カルシウムです。さらに、ビタミンやたんぱく質も仲間に入ります。できるビジネスパーソンは、この5つを意識してたくさん摂取してください。

上限の量は、あまり気にする必要はありません。ただし、ビタミンCに関しては食品保存料として加えてあることも多いので、害とまでは言いませんが、ぬか喜びするのはちょっと浅はかかもしれません。

なお、栄養学的に「ミネラル」という場合は、いろいろな成分のことを指しますが、一般的な日本人にとって、日常的に摂るべきミネラルは、まずカルシウム、次にマグネシウムと亜鉛です。この3つだけを念頭におけばいいでしょう。ほかのミネラルは意識して摂取する必要はありません。

図表1－2　栄養素の摂取量とリスク

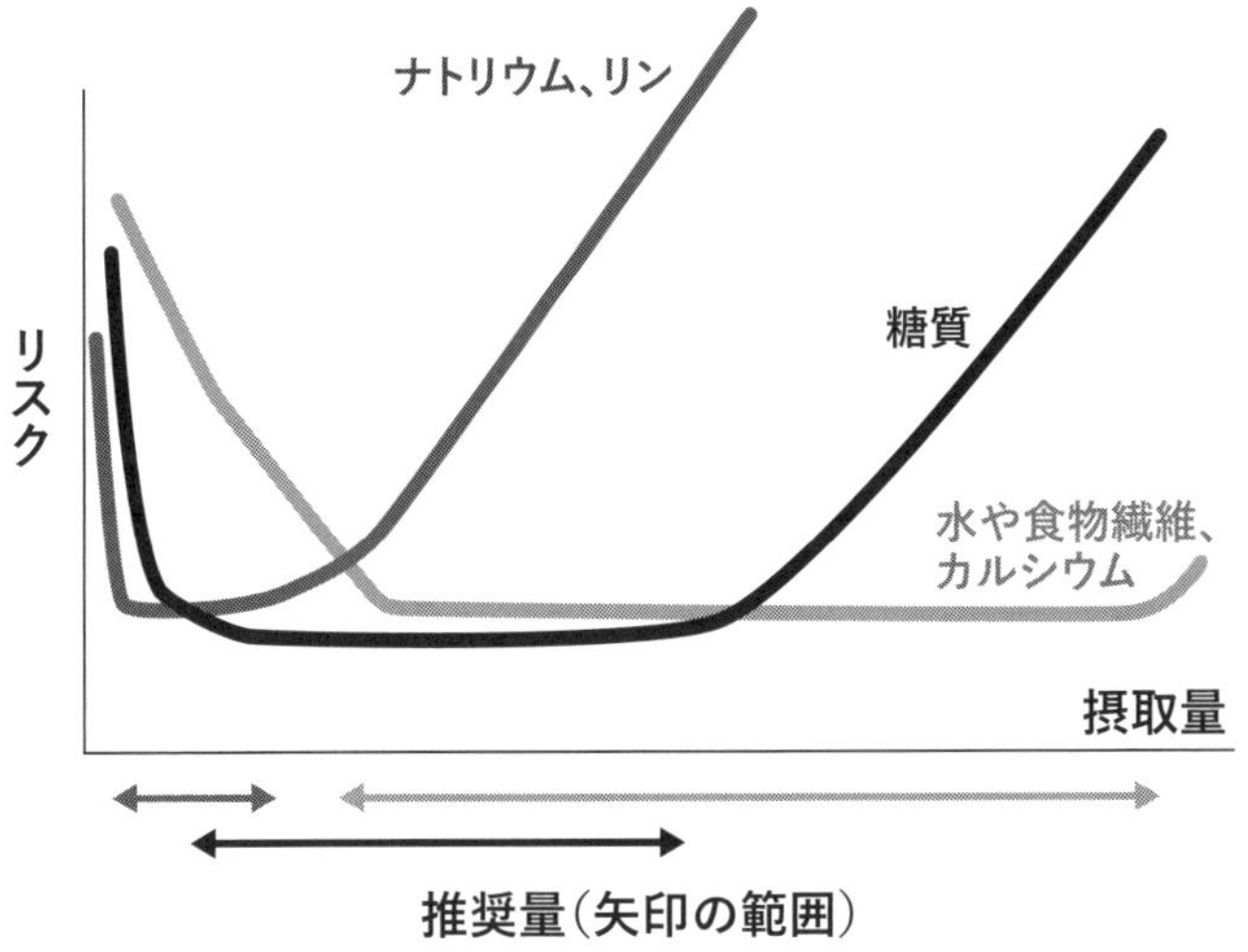

②避けるべき成分

過剰になりやすく不足しにくい成分のことです。図表1－2の濃いグレーの線になります。この代表がナトリウムとリンです。両者とも人体にとって必須の栄養素ではありますが、通常の食事にかなり含まれていて、食事だけですでに必要量をオーバーしています。そのため、**ナトリウムもリンも飲み物で意識的に摂るべき量はゼロと考えて大丈夫です。**一般のビジネスパーソンにとっては、ナトリウム、リンに加えて、果糖と脂肪もこのグループに入れていい成分だと思います。

アルコールとカフェインは必須ではありません。しかし、たまにはそのときの必要度に応じて適正な量がほしいですよね。お酒は少量でも食事のおいしさを倍増させますが、歯止めが効かなくなることも多いので、適正量でとどめておいてください。

いわゆる食品添加物と呼ばれる成分も、摂らずに済めば摂らないほうがベターです。ただし、食品添加物のなかでも、防腐剤はある程度必要でしょう。着色料などはナシで済むならナシのほうがいいので、すべてを食品添加物として一緒くたにするのはあまり聡明とは思えません。酸も食品添加物の一種です。

③適量を摂取すべき成分

多過ぎても少な過ぎてもよろしくない成分のことです。図表1－2の黒線になります。このグループには、糖質（デンプンやブドウ糖）があります。カロリーは栄養素ではありませんが、適量の考え方は同じなのでこのグループに入れておきます。大半の栄養素はこのグループに入ります。

飲み物の成分の質と量

ペットボトルなどの容器には含有物の成分とその量が記載されています。ただし、100ml当たりで書いてあることが多いようです。そのため、500mlのペットボトルなら、1本当たりの量に換算する必要があります。要するに記載値を5倍しないといけません。では、その成分について少し説明します。

①塩化ナトリウム

食塩のことです。炎天下で半日以上の運動や仕事をしない限り、食塩の追加摂取は不要です。**通常のビジネスパーソンが外回りやスポーツジムで汗だくになってもナトリウムは不足しません。**食塩の1日の摂取推奨量は7g以下です。できれば6g以下にしなさいと言われています。

ところが、平均的な日本人は1日に10～11gの食塩を摂取しています。濃い目の食事なら食塩量は15g以上あります。汗に含まれる食塩量を0・3%とすると、1Lの汗をかいて3gの喪失です。仮に食事から10gの食塩を摂っていたら、汗で3g外に出して、やっと1日の摂取推奨量になります。汗で塩抜きをするのはいいことですが、1Lもの汗をかくのは結構ハードな運動です。ということは、通常の運動程度では実際にはそんなに塩抜きはできていないのです。

発汗過多へのナトリウム補給が本当に必要なのは、真夏の炎天下で仕事をしている人とガチの運動部員くらいです。あとの人は、むしろ害だと思ってください。

②リン

リンは見落とされがちですが、これまたすぐに過剰になり、体にいいことはしません。実は人体においてリンとカルシウムは、リンが増えるとカルシウムが減る、リンが減るとカルシウムが増えるといった、互いにシーソーのような関係があります。

人体にとってリンとカルシウムのどちらが重要かと言われると、当然カルシウムです。両者は重要度がまったく違います。カルシウムをたくさん摂っても、同時にリンをたくさん摂ったら、せっかくの大切なカルシウムが無駄になってしまいます。**リンの必要量はゼロと考えて結構です**。飲み物からの摂取量はゼロを目指しましょう（図表1－3）。

そもそもリンは飲み物だけでなく、食品中にもたくさん含まれています。しかし、植物や動物の食材そのものに含まれているリンは何かに結合した状態のものが多く、腸から吸収するためにはリンの結合を切断してリンを遊離させなければなりません。すなわち消化という過程（消化とは切断のことです）が必要なのです。消化によってリンを遊離させて初めて吸収ができます。このようにリンの場合は含有量だけでなく吸収率も考慮に入れないといけません（Kaantar-Zadeh, Cin J Am Soc Nephro 5:519-530, 2010）。

つまり、リンの含有量の数字だけを見て、体にいい悪いの判断をしてはいけないということです。たとえば、植物中のリンはほとんど消化できないので吸収率は低く、動物中のリンはある程度消化できるので吸収率は中程度です。しかし、食品添加物やコーラに含まれるリンは最初から遊離していて、消化が不要なので吸収率は高いのです。

まとめると、大豆中のリンの含有量はほぼ無視してよく、肉や牛乳中のリンの含有量は少し気にすべき、加工食品や食品添加物中のリンの含有量はかなり気にすべき、コーラのような清涼飲料水中のリンの含有量は非常に気にすべきとなります。コーラに含まれるリンについては、後述する「④ｐＨ」も参照してください。

食品の宣伝などで「ミネラルが豊富で体にいいですよ」という表現をよく見かけます。しかし、一般的な日本人の食生活において、あえて摂取が必要なミネラルはカルシウムと

図表1－3　清涼飲料水中のリンの含有量

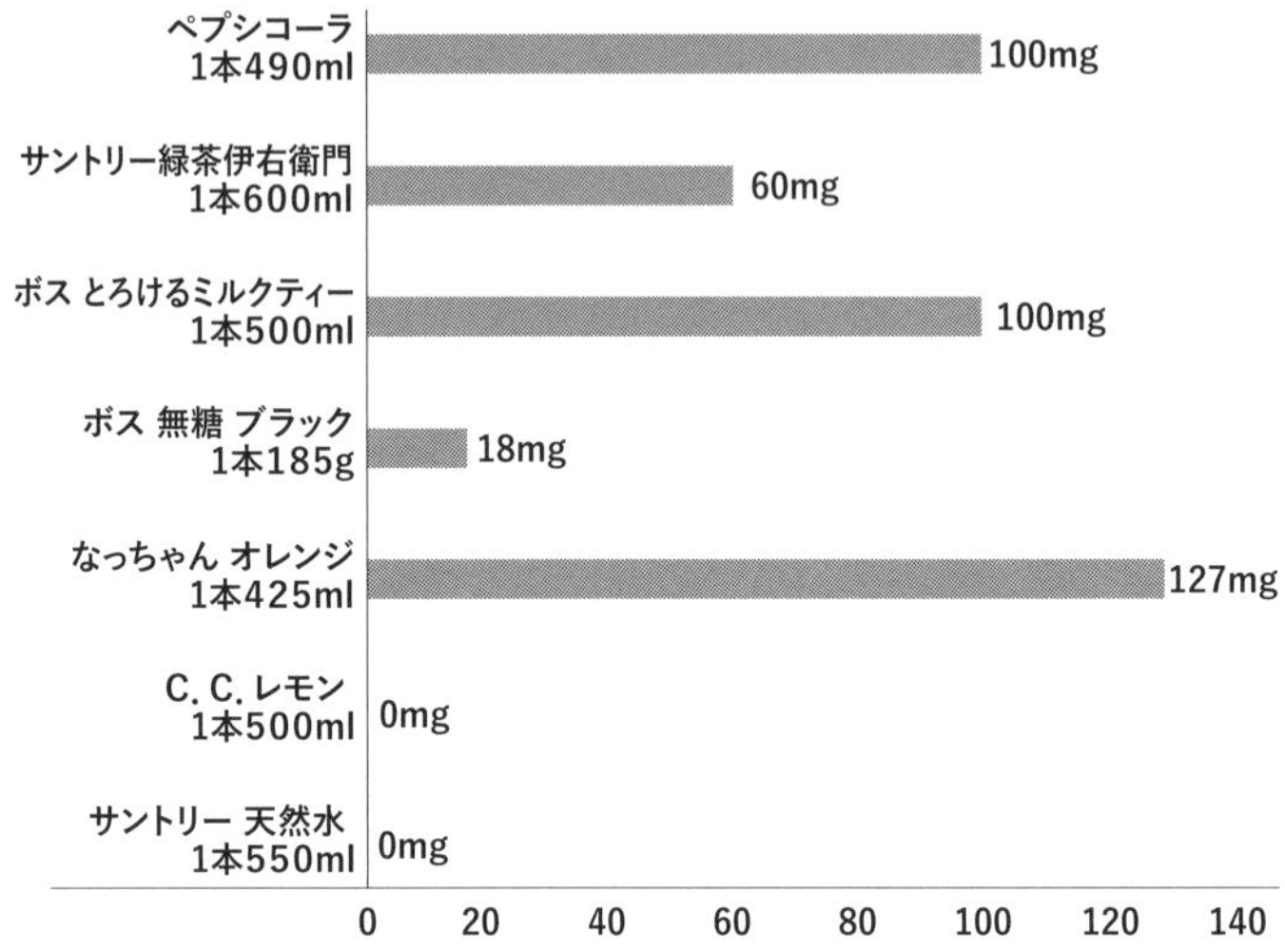

出典：商品ラベルおよびサントリーホームページ

マグネシウム、亜鉛だけです。同じミネラルでもナトリウムやリンは害になるので避けるべきというのは前述した通りですが、そういう意味で「ミネラルが豊富で……」という宣伝を目にすると、私は「何だかな～」と思うわけです。

③カフェイン

カフェインの1日当たりの摂取上限量に公式規定はありませんが、300～400㎎以下にとどめておくのが無難でしょう。コーヒーの場合、カップ1杯のカフェイン量は約100㎎なので、1日3杯まででしょ

図表1−4　飲料中のカフェインの含有量

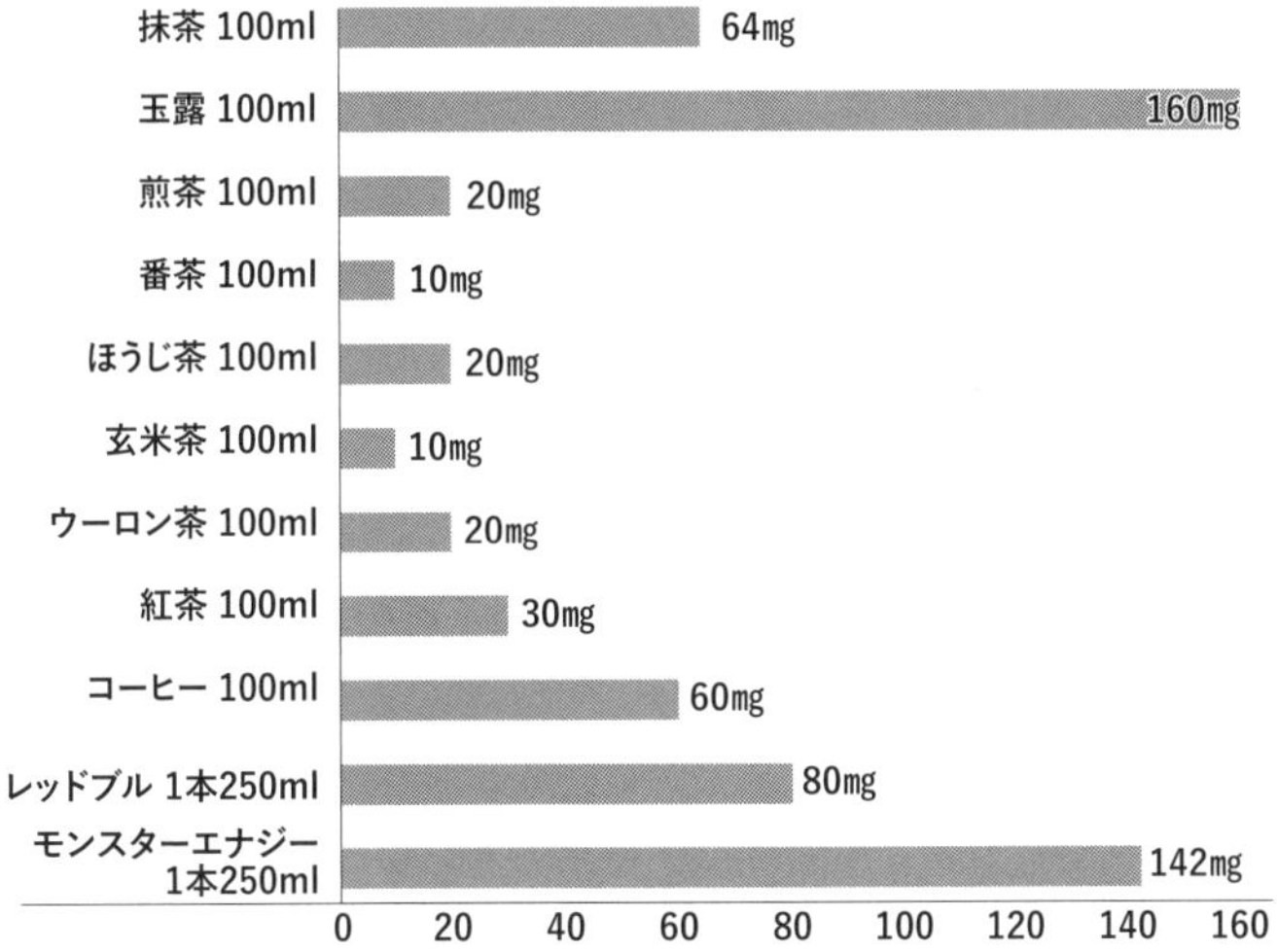

出典：文部科学省「日本食品標準成分表2020年版（八訂）」、商品ラベルおよび各社ホームページ

うか。エナジードリンクはカフェイン含有量が多いことを売りにしていますが、これは勝負のときだけに飲むもので、毎日飲む類のものではありません。

カフェイン単独の毒性はそれほど強くないのですが、ほかの成分と一緒になると悪さが倍増します。たとえば、カフェインをタウリン（PART1の08参照）と一緒に飲んで心停止を起こした人がいます（Berger et al. Med J Austraia 190:41-43, 2009）。

図表1−4にエナジードリンク、コーヒー、お茶などのカフェイン含

有量を示しました。カフェインには利尿作用がありますが、その作用は強くありません。無視していいでしょう。

エナジードリンクの代表に「レッドブル」や「モンスターエナジー」があります。格闘技などのスポーツやカーレースの宣伝でよく目にしますよね。いずれの広告も若者の目に触れやすく、長期的な顧客獲得という点では優れたビジネス戦略です。なお、「モンスターエナジー」はアメリカ生まれです。「レッドブル」はタイの飲み物をもとにオーストリア人がつくった飲料です。タイの味を世界中の人に好まれる味につくり変えたのはすごいことだと思います。その際、日本の「リポビタンD」を参考にしたそうです。

④pH

炭酸飲料は酸性です。しかし、その酸性の原因は炭酸によるものではありません。実は炭酸はきわめて弱い酸なのです。たとえば、「ウィルキンソン」と「コカ・コーラ」の酸性度の強さ（水素イオンの量）はまったく違います。pHで示すと、「ウィルキンソン」のpHはおよそ4～5と酸性ではありますが、その程度は弱く、一方、「コカ・コーラ」のpHは2～3とかなり強い酸性です。

化学が苦手な人のために説明すると、pHは0～7が酸性、7が中性、7～14がアルカリ性です。そして、pH2とpH4とでは、その酸性度の強さは100倍違います。要するに、**「コカ・コーラ」の酸は「ウィルキンソン」の酸の100倍強い**ということです。なぜ、コーラはわざと強い酸性にしてあるのか。それは腐敗防止です。つまり、コーラの酸は殺菌の目的で加えた防腐剤です。強い酸性下ならバイ菌は繁殖できません。

コーラには砂糖のようなバイ菌のエサがたくさん入っています。バイ菌が繁殖しては困るので、コーラなどの炭酸飲料には、腐敗防止のためにリン酸やクエン酸のような強めの酸をわざと加えてあります。つまり、コーラの酸性は、炭酸のせいではなく、添加したリン酸やクエン酸のせいです。

リン酸やクエン酸は蒸発しないため、気が抜けたコーラ（もう大半の炭酸は蒸発してしまっています）でもpHは3以下のまま、強い酸性を維持し続けています。よってコーラは開栓して1週間放置しても、ずっと酸性が強いままです。この添加した酸があるからこそ、コーラは砂糖を含んでいるにもかかわらず常温で保存しても長期間腐らず、開栓後もしばらくの間は腐らないのです。なお、「ウィルキンソン」には砂糖のようなバイ菌のエサは入ってないので、理屈ではバイ菌が混入しても繁殖できません。

実際に私も学生たちと一緒にpHの測定実験をしたことがあります（以下、数値はpHの平均値）。大学内の生協売店で買ってきた「コカ・コーラ（3本）」は開栓直後2・43で、開栓1週間後は2・38とほとんど変わりませんでした。一方、「ウィルキンソン（3本）」は初日4・30、開栓1週間後5・00でした。開栓1週間後に飲んでみると、どちらもほぼ完全に炭酸が抜けていました。この実験結果のポイントは次の2つで、どちらもコーラに添加してある蒸発しない強い酸（正体不明、おそらくリン酸か？）のせいです。

・両者の酸性度には大きな差があった
・1週間放置してもコーラの強い酸性はほとんど変化しなかった

このようにコーラは酸性度が強いので、コーラを飲んだあと、その飲み物が口腔内に残っていると、その強い酸により歯を痛めます。これは「コーラを飲むと骨が溶ける」という都市伝説発生の原因でしょう。骨は溶けませんが、歯は溶けます。「コーラを飲むと歯が溶ける」は正しい文章です。ということで、コーラのような強い酸性炭酸飲料を飲んだあとは歯を守るために口をゆすぐようにしてください。

なお、ポンジュースのような柑橘系の100％ジュースは柑橘の絞り汁自体が強い酸（pHは3〜4）なので、リン酸などは加える必要はなく、実際に加えてありません。

⑤ビタミンＣとビタミンＥ

ビタミンＣが入っている飲み物が多いのは、飲料の保存のために酸化防止剤として加えてあるからです。ビタミンＣには化学的に還元作用があります。つまり、酸化防止の作用です。この作用を利用して、ビタミンＣは酸化防止剤として加えてあるのです。「わが社の商品を買ってくださった人にビタミンを摂ってもらってさらに健康になってもらおう」という殊勝な気持ちからではありません。飲み物中のビタミンＣは、飲んでも特に悪さはしないようですが、酸化防止の目的のために加えられているという事実は、気分的にはあまりうれしくないですね。

ビタミンＥにも同じような還元作用があります。ビタミンＣは水溶性で、ビタミンＥは脂溶性です。よって酸化防止剤として使用する場合は、飲み物にはビタミンＣを添加し、食べ物にはビタミンＥを添加していることが多いようです。

⑥あやしげな水

私が個人的にあやしいと思っている水に水素水とアルカリイオン水があります。両者は普通の水と同じと考えていいでしょう。健康にいいという明らかな証拠はないはずです。

ということは、高いおカネを出してまで買う必要はまったくありません。極論すると飲む水は水道水で十分です。このような高い水を買うおカネがあったら、普通の水を買って、その差額でワンランク上の食材を買うほうが健康のためによく、おカネの有効な使い方だと私は思います。

　エセ科学の代表が「マイナスイオン」です。そもそも科学の分野でマイナスイオンという用語はありません。「陰イオン」や「マイナス荷電」なら正しい用語です。

COLUMN ❶

栄養の専門家とエセ専門家の見分け方

栄養の専門家と栄養学の基本的な知識がない人（エセ専門家）を見分ける方法は、3つあります。

1つ目は、不飽和脂肪酸のn-3系脂肪酸を「エヌスリー」や「エヌさん」と呼ぶ人です。正しくは、「エヌマイナスさん」、もしくは「エヌひくさん」です。「n-3」は数式です。nと3との間の記号は「マイナス記号」でありハイフンではありません。資料に「n-3」とハイフンが書いてあったり、「n3」とマイナス記号が抜けていたりするのも誤りです。

2つ目は、緑茶と紅茶の違いを「発酵」の有無と言っている人です。正確には発酵ではなく「酸化」です。ただし、シロートさんにわかりやすくするために、最初にキチンと説明したうえで「発酵」という用語を使っている人はギリギリOKです。

3つ目は、「マイナスイオン」を喧伝する人です。マイナスイオンは悪意を持ったエセ科学で、マイナスイオンを口にする人は、すべからくあなたに高額商品を売りつけようとしている詐欺師です。

06 市販飲料に含まれる糖とカロリー

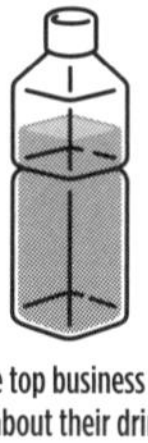

Why are top business people care about their drinks ?

カロリーになるもの、ならないもの

飲み物で気になるもののひとつがカロリーですね。牛乳と豆乳以外のほとんどの飲み物のカロリー源は糖質です。まずは糖質について説明しましょう。

最初に「炭水化物」「糖質」「食物繊維」の3つの用語について理解してください。食べ物の成分のひとつに炭水化物というグループがありますが、人間はすべての炭水化物を消化できません。そこで、炭水化物を2つに分けて、**人間が消化できる炭水化物を糖質、人間が消化できない炭水化物を食物繊維**としたわけです。式で書くと次のようになります。

炭水化物＝糖質＋食物繊維

人間にとって、どちらも大切な栄養素です。消化とは要するに分解のことで、人間の持つ消化酵素で分解されるものが糖質、分解されないものが食物繊維というわけです。

さて、糖質を摂ると消化吸収されて、体を動かすエネルギー源として利用され、最終的には熱になります。つまり、糖質は熱というエネルギーになります。この熱量のことを正確にはエネルギーと言うのですが、本書ではわかりやすくするために食物のエネルギーのことを「カロリー」と表現します。エネルギーの単位は「キロカロリー（kcal）」です。

炭水化物の種類

糖質の基本はブドウ糖です。ブドウ糖がたくさん連なったものを「多糖体」と言います。植物がつくった多糖体がデンプン、動物がつくった多糖体がグリコーゲンです。グリコーゲンは動物のデンプンだと思ってください。

小学生のときに、デンプンにヨウ素をかけると紫色になるという実験をしたはずです。デンプンはヨウ素で紫色になりますが、グリコーゲンもヨウ素で赤紫色になります。ブドウ糖を体内にたくさん貯蔵したい場合には、植物はデンプン、動物はグリコーゲンというかたちで貯蔵しています。

食物繊維もその成分はブドウ糖ですが、ブドウ糖同士のくっつき方は食物繊維とデンプンでまったく異なっています。ブドウ糖同士のくっつき方はデンプンやグリコーゲンではゆるやかなのですが、食物繊維では非常にタイトです。したがって、食物繊維の結合は人間の消化酵素では切断できません。

つまり、人間はデンプンを消化できても、食物繊維は消化できないのです。植物には食物繊維が多く含まれています。草食動物や白アリも食物繊維を消化できる消化酵素は持っていないのですが、胃腸内の微生物、つまり腸内細菌の力で食物繊維を分解してブドウ糖をゲットしています。消化と分解は同じ意味だということもご理解ください。

糖の種類

「ブドウ糖（グルコース）」とよく似た糖に「果糖（フルクトース）」があります。果物などに多く含まれています。まずはブドウ糖と果糖の2つの糖を覚えてください。

ブドウ糖は体を動かすエネルギー源となる基本の糖で、甘み自体はそんなに強くありません。果糖はブドウ糖とよく似た化学構造をしていて、かなり甘く、果物などに含まれています。つまり、果糖のほうがブドウ糖より甘みは強いのです。

さらに2つの糖を理解してください。それは「ショ糖（スクロース）」と「麦芽糖（マルトース）」です。ショ糖は料理に使ういわゆる砂糖のことです。台所に置いてある白砂糖も、コーヒーに混ぜる角砂糖も、ケーキづくりに使うグラニュー糖も、茶色の三温糖も、すべてショ糖です。てん菜（別名：ビート、サトウダイコン）やさとうきびからつくられます。化学的にはブドウ糖と果糖が1個ずつ結合したもので、非常に甘いです。通常、「砂糖」と言った場合は、この「ショ糖」を指します。

麦芽糖は、米やイモなどのデンプンを消化、すなわち分解するとできるものです。ブドウ糖2個が結合したもので、弱い甘みがあります。デンプンを分解すると麦芽糖になります。これらを式で書くと次のようになります。

ショ糖＝果糖＋ブドウ糖

麦芽糖＝ブドウ糖＋ブドウ糖

甘酒は米からつくりますが、甘酒の甘みは米のデンプンを分解してできた麦芽糖です。水飴の甘みも麦芽糖です。唾液中の消化酵素（アミラーゼ）は、デンプンを麦芽糖にまで分解できますが、それ以上は分解できません。麦芽糖とショ糖は腸で果糖とブドウ糖にまで分解されて、やっと吸収されます。麦芽糖やショ糖のかたちでは吸収されないのです。

糖の甘み

「麦芽糖」「ショ糖」「ブドウ糖」「果糖」の4つの糖の甘みの強さを整理してみましょう。甘みの強さで並べると、次のような順になります。

果糖＞ショ糖＞ブドウ糖＞麦芽糖

すなわち、果糖とショ糖はとても甘く、ブドウ糖の甘さは中程度、麦芽糖はそんなに甘くないということです。

ここで2つの重要ポイントを理解してください。まず1つ目は、**ショ糖を分解して果糖とブドウ糖の2個にすると総合的な甘みが増す**ということです。ショ糖10gをそのまま摂るよりは、ショ糖を分解して果糖5gとブドウ糖5gにしたほうが甘みは強くなります。ショ糖を分解してつくった果糖＋ブドウ糖のことを「転化糖」と言います。転化糖はショ糖よりも甘みが強いので、コスト的には、ショ糖よりも転化糖のほうが安くなります。

ところで、デンプンを分解すると麦芽糖ができますよね。デンプンには甘みはありませんが、麦芽糖には弱い甘みがあります。ご飯をよく噛むとちょっとだけ甘みを感じますが、これはデンプンが分解されてできた麦芽糖のせいです。この麦芽糖をさらに分解するとブドウ糖2個になって甘みが強くなります。

さて、ここからが2つ目の重要ポイントです。この**ブドウ糖を果糖に変えると甘みはグンと増す**ことになります。両者の化学構造はよく似ているので、食品工場のタンクのなかでブドウ糖を果糖に変えることができるのです。この技術を使って、**とうもろこしなどのデンプンを分解して、まずブドウ糖にし、次にこのブドウ糖の一部を果糖に変えたものを「異性化糖」と言います。**ブドウ糖と果糖の混合物が異性化糖です。工場での流れとしては次のようになります。

デンプン→麦芽糖→ブドウ糖→果糖

そして、異性化糖を式で書くと次のようになります。

異性化糖＝ブドウ糖＋果糖

材料に、高価なてん菜やさとうきびではなく、安価なとうもろこしが使用可能なので、ショ糖に比べて**異性化糖は非常に安くつくることができます。**すなわち、コスト的に異性化糖は極めて安上がりなのです。

ペットボトル入りのコーラや紅茶などの甘い飲み物に入っている糖は、ほとんどがこの異性化糖です。ブドウ糖と果糖の量を比べたとき、**ブドウ糖のほうが多ければ「ぶどう糖果糖液糖」、逆に果糖のほうが多ければ「果糖ぶどう糖液糖」と記載されています。**多くの甘い飲み物にショ糖ではなく異性化糖が使われているのは、単にコストの問題です。

北海道の広大な畑には、この異性化糖用のとうもろこしがたくさん栽培されています。この品種は調理用ではなくデンプン採取用なので、そのまま食べてもはっきり言っておいしくありません。

果糖の害

果糖はブドウ糖と化学構造がよく似ています。しかし、生物学的には似て非なる化合物であり、人体に対してはブドウ糖よりもかなり悪い影響をおよぼします。果糖の体内での代謝経路は、ブドウ糖の代謝経路とはまったく異なっており、果糖はすんなりとブドウ糖の代替エネルギー源になり得ません（Taylor et al. Nature 597:263-267,2021）。

さらに、果糖はインスリンの分泌も促進しません。**果糖の代謝はエネルギー需要とは無**

関係に進むので肥満を起こしやすいという特徴があります。しかも、果糖を代謝させられた肝臓は疲弊して肝障害も起こします。化学的な性質から見ても、果糖は強い酸化力を持ち、ＡＧＥ（終末糖化産物、糖尿病の原因と言われている）をつくる力はブドウ糖よりもはるかに強力です（Oimomi et a. Diabetes Res Cin Pract 7:137-139,1989）。

果糖は毒物だと言ってもいいかもしれません。てん菜やさとうきびに果糖ではなくショ糖が多い理由は、てん菜やさとうきびにとっても果糖は毒なので、果糖単体で持つのではなく、ブドウ糖とわざと結合させてショ糖のかたちで保持するほうが安全だったからなのかもしれません。

いろいろな糖のカロリーと太りやすさの関係

糖質のカロリーはすべて1g当たり4キロカロリーです。ブドウ糖も果糖もショ糖もデンプンもすべて同じです。デンプンはブドウ糖からできているので、デンプンとブドウ糖は同じものと考えることもできます。しかし、人間が摂った場合の太りやすさは、非常に異なっており、次のようになります。

ブドウ糖＞デンプン

なぜなら、**糖質の太りやすさはインスリンの分泌量に比例し、そのインスリンの分泌量はブドウ糖の吸収速度にほぼ比例する**からです。血糖値が急激に上がるものを摂るほど、血糖値の上昇を抑えようとしてインスリンがたくさん出ます。血糖値がほとんど上昇しないものを摂っても、インスリンはほとんど出ません。

このようにインスリンには血糖値を下げる働きがあります。血糖値を下げるメカニズムのひとつは摂取した過剰な血液中のブドウ糖を脂肪として溜め込んでいるからです。つまり、インスリンは糖を脂肪に変えるのです。言い換えると、次のようになります。

糖質の種類による太りやすさ≒体脂肪の増加量≒インスリンの分泌量

結局、ブドウ糖はデンプンに比べて、「吸収が早い→血糖値がすぐに上昇→インスリンがたくさん出る→脂肪につくり替えて蓄積する→太る」ということになります。

果糖は前述した通り、ブドウ糖とは異なった経路で代謝されます。結論だけ述べますと、果糖はブドウ糖よりも太りやすいです。このメカニズムは非常にややこしいので、本書では深入りしません。ショ糖はブドウ糖と果糖からできているので、これらの糖質の太りやすさを順番に並べると、次のようになります。

果糖＞ショ糖＞ブドウ糖＞デンプン

食品のラベルには「成分の多い順に記載しないといけない」という決まりがあるので、糖を含んだ飲み物の太りやすさは、同じカロリーでも、次のような順番になります。

果糖ぶどう糖液糖＞ぶどう糖果糖液糖＞ショ糖液糖

飲み物のカロリー表示

飲み物の表示には、「カロリーゼロ」「カロリーオフ」「甘さ控えめ」などがあります。これらの表示の意味を説明します（図表１－５）。

「カロリーゼロ」とは「５キロカロリー／１００ml未満のこと」です。カロリーが完全にゼロ（０キロカロリー／１００ml）というわけではありません。５００mlのボトルなら24キロカロリーの可能性はあります。

「カロリー控えめ」と「低カロリー」は同じ意味で、「20キロカロリー／１００ml未満のこと」です。５００mlのペットボトルなら99キロカロリーの可能性はあります。「カロリーゼロ」よりはかなり甘いですね。

図表1－5　飲み物のカロリー表示

カロリー表示	表示の意味
カロリーゼロ	5kcal ／100ml未満のこと
カロリー控えめ／低カロリー	20kcal ／100ml未満のこと
カロリーオフ	以前の商品に比べてカロリーが減った
カロリーハーフ／カロリー○％カット	以前の商品に比べてカロリーが半分もしくは○％減った
甘さ控えめ	基準や制限はなし

出典：消費者庁「食品表示法に基づく栄養成分表示のためのガイドライン第４版（令和４年５月）」

「カロリーオフ」とは、オフなのでゼロであるという意味ではなく、「以前の商品に比べてカロリーが減った」という意味です。カロリーの絶対値の制限はありません。ですから、以前の商品がもし大量にカロリーを含んでいたら、「カロリーオフ」の記載があってもそれなりにカロリーを持っている可能性はあります。具体的には、以前の商品と比較して、20キロカロリー／１００ml以上低減され、かつその低減割合が25％以上のものならば、「カロリーオフ」の記載が可能です。

「カロリーハーフ」や「カロリー○％

カット」は「以前の商品に比べてカロリーが半分もしくは〇%減った」という意味です。これもカロリーの絶対値の制限はありません。

「甘さ控えめ」はかなりいい加減な表示で、基準もなければ制限もありません。主観的に甘さを控えているつもりならば、すべて「甘さ控えめ」になります。「甘さ控えめ」と「カロリー控えめ」を混同しないようにしてください。両者はまったく違います。

このように、飲み物のカロリー表示はややこしく、誤解を招きやすくなっています。飲み物を買うときは、宣伝の文言よりもラベルにあるカロリー表示の数字を確認するようにしてください。そして、そのとき、１００ml当たりの量ではなく、飲料１本当たりの数値に換算することもお忘れなく。

人工甘味料

一部の人たちから蛇蝎《だかつ》のごとく嫌われているものに人工甘味料があります。ステビアのような天然物も〝人工〟甘味料として攻撃されているようです。

人工甘味料の代表に「アスパルテーム」「アセスルファムリウム（アセスルファムK）」「スクラロース」などがあります。確かに健康を増進するとはあまり思えませんが、ショ糖や異性化糖（果糖とブドウ糖）のほうがいいのかと問われると、カロリーや肥満、糖尿病のことを考慮すれば微妙です。人によってはショ糖よりも人工甘味料のほうがマシなことは多々あります。

とはいえ、人工甘味料は子どもにはあまり食べさせたくないのもまた事実です。人工甘味料は商品によって使用されているものが異なるので、子どもに飲み物を飲ませる場合、同じ商品を続けるよりも毎回違う商品にすると、少しはリスクが分散されます。前述した通り、子どもには「甘い飲み物」の嗜好を植えつけないほうが賢明です。

なお、アスパルテームが入っている場合は、同時に「L－フェニルアラニン化合物」という表示がしてあります。これはフェニルケトン尿症という非常にまれな遺伝性の病気の人だけを対象にした注意書きなので、一般の人は無視して大丈夫です。あなたが「自分は知らなかったが実はフェニルケトン尿症である」という可能性はゼロなので安心してください。

07 飲み物でコンディションを調整する方法

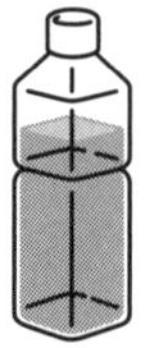

Why are top business people care about their drinks ?

体調を整える

身体の活力や動きがイマイチな状態のときは、全身の筋肉に力がみなぎってこないと思います。体を動かすために必要なものは、筋肉そのものと筋肉を収縮させるエネルギーです。筋肉量が少なかったらパワーは出ませんし、筋肉を動かすエネルギーがなかったら筋肉は収縮できません。**筋肉量を増やすにはたんぱく質が主役ですし、筋肉への最も手っ取り早いエネルギー源は糖質、それもブドウ糖です。**たんぱく質もブドウ糖も飲み物で手軽に補給できます。具体的な補給法はＰＡＲＴ２で説明します。

脱水があると筋肉に力がみなぎってきません。脱水の定義や病態は前述した通りです。

脱水の補正および予防には飲み物が一番です。どのようなタイプの脱水にどのような飲み物が適しているかは、そのシチュエーションごとにＰＡＲＴ２で説明します。

たとえば、通常の生活をしている場合、１日のなかで最も脱水気味になっているのは朝起床時です。また、炎天下での仕事や運動では、大量の汗をかいて強い脱水が生じます。このような場合には、脱水になる前に予防的に飲水の必要があります。アルコールによる脱水も同様で、酔っぱらって口渇感がマヒする前に予防的に水を飲んでおく必要があります。

精神を整える

やる気や気分がイマイチなときは、やはり全身に力がみなぎってくる感じはしないと思います。たとえば、空腹感があると力が入りませんよね。空腹感や満腹感は、脳が胃の状況や血糖値などによる体の多彩な反応を集約し、そのまとめたデータをもとに最終的に感覚として成立させています。胃の状況や血糖値は、普通の食べ物で大きく変動しますが、飲み物でも簡単に、しかも素早く変動させることができます。つまり、**ある程度までなら**

ば、空腹感や満腹感を飲み物でコントロールできるのです。

機能性食品として

飲み物のなかには、人体に対してさまざまな機能性を持った成分を含んでいるものがあります。その代表が神経刺激作用を示すカフェインです。カフェインはコーヒーなどに含まれているので、手軽に摂取することができます。量やタイミングを工夫して上手に摂取すれば、気分を高揚させてやる気を出させることができますし、眠気も払ってくれます。

カフェイン以外にも、機能性の例として、血圧低下、血糖値低下、コレステロール低下、中性脂肪低下、ストレス緩和、睡眠の質向上、滋養強壮などの作用を示す成分を含んだ飲み物がたくさんあります。これらをうまく取捨選択して利用すると体のコンディションもよくなるはずです。

08 医薬品と食品のヒエラルキー

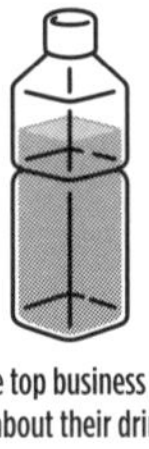

医薬品と食品

薬のことを「医薬品」と言います。医薬品でないものは「食品」です。つまり、口に入るものはすべて食品か医薬品のどちらかに分類されます。基本的には、人体を変化させる効果が証明されているものが医薬品で、効果が証明されていないものは食品になります。

副作用に関しては、医薬品には注意が必要ですが、食品にはほぼ不要です。医薬品は「滋養強壮」や「血圧を下げる」のように効果を謳うことが許されていますが、食品ではこのような効果を宣伝することはできません。このように、人体に対する効果の強さ（≒副作用の強さ≒宣伝文句の強さ）は、ヒエラルキー的に「医薬品＞食品」なのです。

通常、医薬品は効果と副作用が強いので、薬局やドラッグストアでしか売ってはならず、

スーパーやコンビニでは買うことができません。たとえば、「ユンケル黄帝液」は医薬品のグループなので、薬局やドラッグストアでしか売っておらず、スーパーやコンビニには置いてありません。なお、食品は販売制限が弱く、薬局が食品を売るのは自由です。医薬品と食品はそれぞれさらに分類およびヒエラルキーがあります。次に、医薬品のなかの飲み物、食品のなかの飲み物について見ていきます。

①医薬品のなかの飲み物の分類

飲み物のなかには医薬品の範疇に含まれるもの（ドリンク剤が多い）があります。通常は医薬品のなかの「第1類医薬品」「第2類医薬品」「第3類医薬品」「医薬部外品」のどれかに含まれ、強さのヒエラルキーは、**「第1類医薬品＞第2類医薬品＞第3類医薬品＞医薬部外品」**です。医薬部外品は医薬品のなかに入りますが、位置的には医薬品と食品との中間くらいです。

②食品のなかの飲み物の分類

食品としての飲み物の構成成分は、食品そのものおよび食品添加物の2つだけです。医薬品の成分を含んではいけません。したがって、通常、食品は体を変化させる機能は持ちません。そのような機能を持つものは食品ではなく、もっとヒエラルキーの高い医薬品と称していいからです。言い換えると、機能性を持たないものが食品なのです。

しかしながら、食品のなかには、弱いながらも機能性を示すものがあるようです。そのような特定の食品で、お上の基準にきちんと合格したもの、すなわち機能性が証明されたものに対しては、「保健機能食品」と呼んでいいことになりました。**保健機能食品はその認可のハードルの高さにより、「特定保健用食品（いわゆるトクホ）」「機能性表示食品」「栄養機能食品」の3つに分けられます。**そのため、食品のヒエラルキーは、「保健機能食品＞一般食品」となり、3つの保健機能食品と一般食品のヒエラルキーを示すと次のようになります。

特定保健用食品＞機能性表示食品＞栄養機能食品＞一般食品

お上の検査に合格していない、いわゆる健康食品は一般食品のグループに入ります。健康食品は「機能性食品」「栄養補助食品」「健康補助食品」「サプリメント」「自然食品」などと称していることもありますが、これらは客観的な効果が証明できていないので、大根やリンゴと同じレベルの扱いです。

③飲み物の商品例とヒエラルキー

それぞれに飲み物の具体例を挙げて不等号でヒエラルキーを示すと、「第2類医薬品（チオビタゴールド）＞第3類医薬品（チオビタドリンク1000）＞医薬部外品（チオビタドリンク）＞特定保健用食品（サントリー黒烏龍茶）＞機能性表示食品（伊右衛門濃い味）＞栄養機能食品（チョコラBBスパークリング）＞一般食品（カルピスウォーター）」となります。すべての医薬品と食品の分類をヒエラルキー順にまとめると、図表1－6のようになります。

滋養強壮ドリンク剤

滋養強壮ドリンク剤の主成分はビタミン、タウリン、肝臓抽出物、高麗ニンジンなどが多いようです。ビタミンは体によさそうですね。タウリンは胆汁の分泌を促す作用があります。その結果、肝臓が気分よく働けるので、飲み過ぎたときなどに適していると考えられています。高麗ニンジンのような漢方薬の成分をたくさん含んでいる飲み物は医薬品の仲間になります。医薬品なので表示としては「滋養強壮」が許されます。

また、「アミールS」は食品であり、医薬品ではないので宣伝で「血圧を下げる」とは言えません。仕方ない（?）ので「血圧が高めの方に適した……」などと謳っています。私は、血圧が高めの人は「そんな飲み物を飲む前に病院に行けよ」と思います。

医薬品と食品のせめぎあい

医薬品は食品ではないので、医薬品のルールと食品業界の一般的な取り決めは異なっているものが多いようです。食料品店側から見ると、自分たちは医薬品を販売できないというハンデ（?）があります。そこで食料品店側の作戦のひとつとして、食料品店で売っている商品の安全性を強調するという方策があります。

たとえば、「パラベン」と総称される安息香酸系の防腐剤（法律的には使用が許可されています）は、滋養強壮ドリンク剤（これは医薬品で薬店でしか販売できない）によく使用されています。一方、コンビニでは安全性を考慮してパラベン入りの飲み物は扱わないという業界の内部的な取り決めがあるようです。つまり、「コンビニでは安全性が高いドリンクしか売っていませんよ」という主張です。住み分け的にはいいことだと思います。こ

		食品			
	医薬部外品	保健機能食品			
		特定保健用食品[*2]	機能性表示食品	栄養機能食品	一般食品[*3]
					弱
					弱
	○	○	○	○	○
	○	○	○	○	○
	○	○	○	○	○
	チオビタドリンク、リポビタンD	サントリー黒烏龍茶、アミールS	伊右衛門濃い味	チョコラBBスパークリング	ユンケルローヤルアクア、カルピスウォーター
	あり	あり	なし	なし	なし
	医薬品と食品の中間、分類上は医薬品	トクホマークを付けてよい	事業者の責任で機能性を表示できる	栄養成分の機能を表示できる	機能性の表示はできない

図表1－6　医薬品と食品のヒエラルキー*1

大分類	医薬品			
中分類	医療用医薬品	一般用医薬品		
小分類		第1類医薬品	第2類医薬品	第3類医薬品
効果	強 ←			
副作用	強 ←			
ドラッグストア販売	○	○	○	○
ネット販売	×	△	△	△
コンビニ販売	×	×	×	△
飲み物の例			チオビタゴールド、ユンケル黄帝液	チオビタドリンク1000、リポビタンゴールドX
機能性の審査	あり	あり	あり	あり
主な特徴	医師処方箋必須	副作用強い	副作用中程度	副作用弱い

＊1　この表に示した分類だけでなく、さらに細かな分類もある
＊2　いわゆる「トクホ」
＊3　いわゆる「健康食品」はここに含まれる

のように薬店業界と食料品店業界との業界同士の争いがあります。

では、お役所（監督官庁）に目を向けてみます。医薬品は厚生労働省、食料品は農林水産省がもともとのテリトリーです。人体に対する機能性に関しては、厚生労働省の牙城を崩したいほかの省庁が「薬だけじゃなく食品にも機能性はあるんだぞ」ということで１９８０年代に当時の文部省（現・文部科学省）に機能性食品特別研究班が設けられ、当時の厚生省（現・厚生労働省）が機能性食品の表示制度について検討を始めました。そして、１９９１年に「特定保健用食品制度（これは食品です）」ができました。その後、消費者庁ができるなど紆余曲折があり、現在に至っています。このように、お役所同士の利権争いも複雑に絡んでいるようです。

09 腐敗しやすい飲み物と長持ちする飲み物

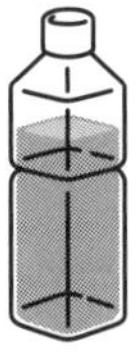

Why are top business people care about their drinks ?

腐るとはバイ菌が繁殖すること

ペットボトルなどに詰めて販売されている飲み物を長期間放置すると、そのうち腐るか変質してしまいます。腐るという意味は、飲料中にバイ菌が繁殖するということです。変質するという意味は、内容成分が化学変化を起こしてしまうということです。つまり、長期保存が可能ということは、成分が変質しないで、なおかつ飲料中にバイ菌が繁殖しない（腐らない）という意味です。

バイ菌が液体中で増殖するためには、①容器内に紛れ込む、②養分、③温度、④pHが中性付近にある――の4つが必須条件です。では、飲み物を腐らせない、なおかつ変質させないためには、どうすればいいかを考えてみましょう。

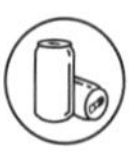

飲み物を腐らせない方法

① 飲み方の基本

容器の飲料は、口を直接つけないで、コップなどに注いで飲むようにしましょう。当たり前ですが、口をつけると口のバイ菌がボトル内に入ります。**直接口をつけた場合は半日以内に飲み終えることが大切です。**バイ菌は室温を好みます。よって開栓後の基本は冷暗所に、できれば冷蔵庫で保存します。

② 除菌殺菌

飲み物をつくる側としては清潔な工場でつくるのはもちろんですが、原材料を加熱したり細かなフィルターを通すことにより、バイ菌を殺したり除去したりしています。85℃で通常のバイ菌はほとんど死滅します。しかし、カビなどの胞子は１００℃以上にしないと死にません。圧力釜のように、密閉空間で圧力を加えると水の沸点は１００℃以上になり、１００℃以上の高温で殺菌できます。

牛乳やジュースはもちろんのこと、お茶やミネラルウォーターを含む通常の飲料のほとんどは加熱殺菌処理が施されています。また、缶や瓶に入った飲料は市販用の容器に入れたままのかたちでも加熱殺菌が可能です。

③菌の繁殖に必要な養分

バイ菌にとって一番の好物は何と言ってもたんぱく質、2番目が糖、3番目がその他の雑多なものになります。そのため、腐りやすい順番は、「牛乳＞ジュース＞お茶＞水」となります。牛乳はたんぱく質を含んでおり、ジュースやコーラのような甘い飲料には砂糖が入っています。お茶のように甘くない飲料には砂糖が入っていません。ミネラルウォーターのように何も入っていない飲料は、バイ菌が1匹も混入していなかったら理屈上は永久保存が可能です。

④温度

バイ菌は人間の体温付近の温度を好みます。低温だと活動を停止し、高温だと死滅します。そのため、腐りやすい飲料、たとえば普通の牛乳は冷所保存が原則です。乳製品を売る店は冷蔵庫の設備などが必須のため、「乳類販売業」という許可が必要になっています。この許可を取得しないと牛乳を売る自販機も設置できません。

牛乳以外の大部分の飲み物は常温保存が可能なようにつくられています。低温というのは、広い意味での防腐剤です。

⑤酸・アルカリ

バイ菌が好む環境は中性付近であり、バイ菌は強い酸性下では生活しにくいようです。コーラ類は強い酸性状態を維持させるために、わざとリン酸のような強い酸を加えてあります。

コーラは酸性ですが、その酸性は炭酸のせいではありません。そのため、コーラ類は数日放置して気が抜けてしまっても(炭酸が消失しても)、pHは3以下を維持し続けています。「コカ・コーラ」は口をつけて飲んだあと、数日間放置しても腐りにくいのですが、その理由のひとつがこの強酸添加にあります。

ちなみに、錆びた十円玉を「コカ・コーラ」のなかに数日間浸けておくと、その強い酸性のせいで錆びが取れ、かなりピカピカになります。コーラ類の酸性は炭酸のせいではなく、炭酸とは別に添加している強い酸のせいであることは知っておいてください。**海外旅行で生水が飲めない地域を歩き回るときなどは、ペットボトル入りのコーラを持ち歩くと、暑くても腐りにくいのでオススメです。**この強い酸は防腐剤そのものです。

⑥酸化防止剤など

お茶やジュースなどはバイ菌がいなくても、酸素によって酸化して変性していきます。

この酸化反応を阻止するには抗酸化剤、すなわち還元剤が有効です。

還元剤の代表はビタミンCです。**飲み物の成分としてビタミンCが加えてあることは多く、その目的は飲み物の保存のために酸化防止剤として加えてあることはすでに述べた通りです。**ビタミンCも広い意味の防腐剤です。

⑦遮光容器

強い光はいろいろな物質に対して化学変化を起こします。たとえば、**ビタミンB群に分類されるビタミンは総じて光に弱く、直射日光のような強い光を浴びると分解していきます。**したがって、ビタミンを含んだドリンク剤の多くは遮光瓶（こげ茶色のガラス瓶）、もしくは金属容器に入っています。たとえ、ビタミンが入っていなくても、すべての飲み物は基本的に直射日光を避けて冷暗所などで保存しましょう。缶入り容器の長所は遮光という面もあります。

バイ菌のなかには植物のように光が当たると元気に繁殖するものもあるので、遮光は化学変化を防ぐだけでなく、バイ菌の繁殖も防いでくれることになります。なお、病院では注射用のビタミン剤は必ず遮光保存をするようになっています。

油が飲み物と言えるかは微妙ですが、食用油も日光で強く変性します。業務用の食用油は遮光の意味もあり、通常はブリキ製の一斗缶（18L入）に入った状態で飲食店に配達されます。家庭向けの料理用油は透明なペットボトルで売られていることが多いので、台所では冷暗所で保存してください。くれぐれも西日の当たるむき出しの棚には置かないようにしましょう。遮光も広い意味での防腐剤です。

⑧固形の飲料

食物を液体ではなく固体にすると、水分が減少しバイ菌は繁殖できません。よって長期間の保存が可能です。通常は、乾燥した顆粒状、もしくは粉末状のものが多いようです。

保存時には、湿気を防ぎ乾燥状態を維持することが重要です。乾燥は非常に有効な防腐策であり、乾燥も広い意味での防腐剤です。

⑨容器の材質

金属やガラスは空気をまったく通しません。ですから、金属缶やガラス瓶は保存容器として優れています。一方、通常のペットボトルはポリエチレンテレフタレート（略してＰＥＴ《ペット》、だからこそペットボトルと呼びます）という物質からできています。このＰＥＴという物質はガスバリア性があまり高くなく、水は通しませんが、空気や酸素は微妙に通します。したがって、空気を完全に遮断する必要のあるワインなどでは、長期保存容器として使えませんでした。しかし、キリンがペットボトルの内面に特殊コーティングを施すことによって、ガスバリア性を格段に向上させ、ワインをペットボトルに保存することに成功しました。

COLUMN ❷

ペットボトル飲料の価格のしくみ

スーパーやコンビニ、自販機では、さまざまな飲み物が売られています。その価格はどのように決まっているのでしょうか。160円程度で販売されている一般的なペットボトル飲料（500ml）を例に、価格の内訳を説明します。

まず、飲み物にかかる主なコストには、次のようなものがあります。

コストの内訳	おおよそのコスト
①メーカーの利益	30～50円（広告宣伝費や営業人件費などにも充当）
②原材料費	後述
③容器代	20～25円（PET容器＋フタ＋フィルム）
④工場の諸経費や利益	15～20円（出荷価格の2割程度）
⑤物流費	5～10円（包装資材費含む）
⑥卸売業者の利益	5～12円（出荷価格の8～10％程度）
⑦小売業者の利益	後述

②原材料費は、水ならほぼタダですが、地下水くみ上げ設備の減価償却費などはかかります。飲み物の種類別では右下の図表のようになります。

③～⑥は、どの商品もあまり変わらず、75～110円で製造業者（サプライヤー）から卸売業者（ベンダー）に販売され、さらに、80～122円で卸売業者から小売業者（リテール）に販売されています。

⑦小売業者の粗利益率は、次にようになっています。

A：一般商品を個人商店などで販売する場合は20～25％

まあ、これが一般的な利益率ですね。

B：一般商品を大手コンビニで販売する場合は30～45％

これが最も利益率が高いそうです。

C：コンビニやスーパーのPB（プライベートブランド）の場合は25～35％

売価が低いので利益率はそれほど高くないようです。

D：自動販売機で販売する場合は10～25％

これはメーカー自身で自動販売機へ補充するかどうかなどで率がだいぶ変わってきます。

コストの内訳	原材料費
ミネラルウォーター	1円
お茶	3～5円
炭酸飲料など	5～7円
果汁を含むもの	5～10円増加
乳を含むもの	0～20円増加

PART

2

こんなとき、何を飲む？
医学×栄養学的に
正しい飲み物の選び方

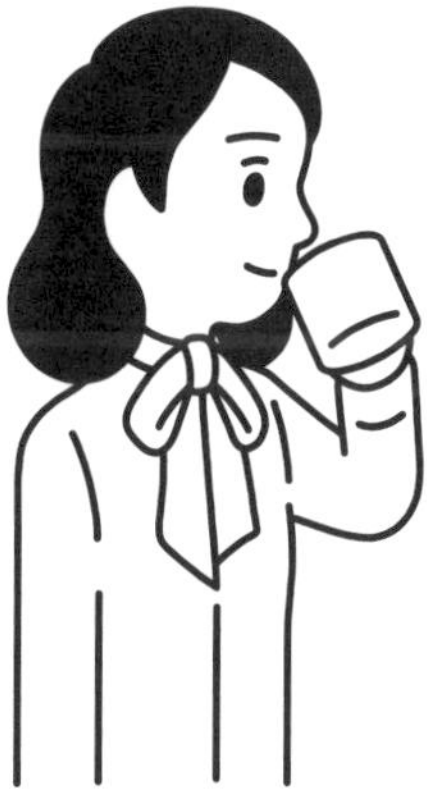

01 朝、目覚めてすぐのとき

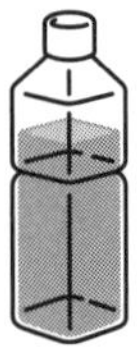

Why are top business people care about their drinks ?

朝起きたらまず飲むべき飲み物

朝起きたら、まずは口をゆすいでコップ1杯の水分を補給しましょう。寝ている間も尿はつくられ続けています。つまり、起床時は軽い脱水になっていて、なるべく早く補正する必要があります。朝、オシッコをしたら少なくともオシッコの量に相当する分だけは、すみやかに水分を補給してください。

種類は水道水でもミネラルウォーターでもお茶でもコーヒーでも何でも構いません。ここで**重要視するポイントはなるべく早く水分を補給すること**です。水道水、もしくは手元にあるペットボトルが一番手軽ですね。

朝食は食べる人と食べない人とがいると思います。**朝食に必要なものは、たんぱく質と食物繊維、そして、水分の3つです。**朝食メニューにたんぱく質とサラダ（食物繊維）があれば、飲み物としては水分補給がメインと考えればいいでしょう。

朝食のメニューにありそうなたんぱく質としては、乳製品（牛乳、ヨーグルト、チーズ）、肉魚（ハム、ソーセージ、焼き魚）、卵、大豆（豆腐、納豆、豆乳）などが挙げられます。食物繊維としては野菜、豆、穀類、果物ですね。これらがあれば、飲み物は水分補給が主な目的になるので、質より量が重要で種類は問いません。起床直後に飲んだ水と合わせて最低２００ml、できれば５００ml程度は水分補給をしましょう。内訳は、睡眠時の不足分の返済に２００ml、今後の貯金分に３００mlです。

もし、朝食を食べない場合は、朝食代わりになる飲み物を選びましょう。朝はたんぱく質と食物繊維（と水分）を摂る必要があるので、たんぱく質と食物繊維が摂れるような飲み物が理想です。まず、たんぱく質を含む飲み物としては、牛乳、ヨーグルト飲料、豆乳が挙げられます。

食物繊維は野菜果物ジュースに含まれますが、ジュースから摂れる食物繊維だけでは不足気味です。ないよりはマシという気持ちで飲みましょう。ただし、甘いジュースは糖分が多いので要注意です。たとえば、伊藤園の「１日分の野菜」（１本１００ml）の場合は71キロカロリーです。この分のカロリーをチャラにするには20分間歩く必要があります。

朝食を食べない人で、通勤がそれなりの運動負荷になっている場合、たとえば連続して20分以上歩くような人は、出勤前より会社に着いてからたんぱく質と食物繊維を含んだ飲み物を摂ることをオススメします。詳細はＰＡＲＴ２の13で述べますが、脂肪燃焼には空腹時に運動すること、筋肉増強には運動後にたんぱく質を摂取するといいからです。

なお、朝食を抜いたからといって体重はあまり変化しないようです（Dhurandhar et al. Am J Clin Nutr 100:507–513, 2014）。そういう意味では、たとえダイエット中でもキチンと朝食は食べることをオススメします。

水にもいろいろな種類がある

ここでは水分補給の最も基本的な飲み物として水について解説します。

①水道水

普通に飲んでもまったく問題はありません。普通に飲むには水道水で十分です。塩素消毒もされているのでバイ菌の心配もいりません。世界的に見て日本ほど上水道の水質に恵まれている国はありません。もっと日本の上水道に感謝しましょう。

とはいえ、日本でも地域によって採水している水源の水質や、加えてある塩素濃度が微妙に違います。そのため、おいしい水からあまりおいしくない水まで千差万別です。水筒に入れるなら塩素が抜けていない新鮮な水道水がいいでしょう。水道水の水源のランクは次のようになります。

地下水＞川の伏流水＞川の水＞ダムや貯水池の水

伏流水とは川底の真下の地層を流れている地下水のことです。川の水が一度濾過されているので、川の水そのものよりはずっとキレイです。溜め水にはコケやカビが繁殖しやすいので味が落ちますし、添加すべき塩素の量も多くなります。

②浄水器を通した水道水

水道水の塩素や味が気になる人向けです。普通に飲むならこれで十分で、あえてミネラルウォーターを買う必要はありません。空のペットボトルに詰めて持ち歩けばコスパ最高ですね。ただし、塩素が抜けているので、ペットボトルに口をつけて飲む場合は、常温で1日以上は置かないほうがいいでしょう。真夏に半日以上持ち歩く場合や、災害時や野外行動時にケガをして傷口を洗う場面も想定している場合は、消毒機能を保っておきたいので浄水器の水よりは水道水のままのほうがいいです。

なお、ペットボトル自体は使い捨て前提でつくられているので、再使用の回数はなるべく減らしてください。

③自然の井戸水や湧き水

味はよくても清潔とは限りません。モノによっては菌が混入していることもあります。特に山のなかの清流の水には、キツネやタヌキの糞尿、ナメクジのネバネバなどが混ざっている可能性があります。キレイな外観が無菌とは限らないのです。名水百選も例外ではありません。

味はよいので一度煮沸すると最高の水になります。湧き水の泉にコインが投げ込まれていることがありますが、コインはそもそも不潔ですし、銅などの重金属が溶け出したりする可能性があるので、泉にコインを投げ入れる習慣はやめにしてほしいものです。

④市販のミネラルウォーター

原料としては、井戸水や湧き水を使用していることが多いのですが、水道水を加工したものもあります。前者が本当のミネラルウォーターです。

含まれているミネラル（カルシウムやマグネシウムなど）の濃度により、軟水と硬水に分けられます。日本の水はほとんどが軟水で、欧州の水は硬水が多いようです。味は両者で微妙に異なります。

料理に使う場合は、料理品目により向き不向きがあるようです。一般的に日本料理には軟水、西洋料理には硬水が向いていると言われています。私の経験では、確かに硬水で炊いたお米はあまりおいしくありませんでした。お茶やコーヒーを淹れる際も、軟水と硬水では風味が微妙に異なってくるので、いろいろ試してみると楽しいです。

なお、「名水のあるところに銘酒あり」とよく言われますが、日本酒の醸造に使う水は鉄分が少ないことが必須条件なので、おいしい水には鉄の濃度も重要なのかもしれません。

ところで、カルシウムやマグネシウムは腸から吸収されにくい栄養素です。特にマグネシウムは吸収されにくいです。物理学的に濃度が異なる液を小さな穴のあいた壁を隔てて隣り合わせに置くと、濃い液から薄い液の方向に水分子が移動します。腸の内外におけるマグネシウムの濃度差でも同じことが起こります。吸収されなかったマグネシウムが腸内にあると、そのマグネシウムが腸内方向に水を引き込むのです。

その結果、腸の内容物の水分量が増え、便がやわらかくなります。水分量が多いとやわらかくなり過ぎて下痢になります。つまり、硬水を飲み過ぎると下痢をすることがあり、その主な原因はマグネシウムです。蛇足ですが、この性質を利用して、マグネシウムは便秘の薬（下剤）としても使われています。**便秘気味の人は硬水のミネラルウォーターを飲むといいでしょう。**

通常のミネラルウォーターは工場で瓶詰めする際に、濾過と加熱殺菌を行っています。そのため、瓶のなかに菌はいないので開栓しなければ常温で長持ちします。ナチュラルなミネラルウォーターは湧き水をそのまま瓶詰めして人工的な手は加えられてないと思っている人もいるようですが、通常はきちんと加熱殺菌をしています。

なお、発泡性のミネラルウォーターは通常、加熱処理をしていません。代わりに細かなフィルターを用いたりして菌が混入しないように配慮しながら瓶詰めしてあります。一方、加熱処理を施した発泡性ミネラルウォーターもあります（ＰＡＲＴ２の10参照）。

世界的に見て、日本ほど安心して水道水を飲める国はありません。外国は水道水がそのまま飲めない地域が多く、ペットボトルの水が必需品です。逆に言うと、日本では水道が近くにない場所でしかペットボトルの水は必要ないということです。

日本では、ペットボトルの水にこだわらなくても水道水で十分代用可能なシチュエーションが多いと思います。ペットボトルの水を有料で購入するよりも、もっと上手に水道水を利用していきましょう。劣悪な上水道しかない外国のマネをする必要はありません。

氷の材料

氷の材料は単なる水です。飲食店で出てくるキューブ氷は水道水をそのまま凍らせたものです。通常のキューブ氷は温度があまり低くないので、ジュースなどに入れると早く溶けてしまいます。高級飲食店などで使用されている氷は、氷屋さんから仕入れた氷を冷凍庫で十分冷やしているので、氷の温度が低く、お酒やジュースのなかでもなかなか溶けずに長持ちします。水道水を毛嫌いしている人が飲食店のキューブ氷が平気なのは思慮不足でしょう。

また、家庭の冷蔵庫のように、注ぎたての水道水を急速に凍らせると、水中に溶けている空気が残ったまま泡となり、不透明な氷になります。ゆっくり凍らせると溶けていた空気が抜けて透明な氷になります。氷屋さんが売っている氷は通常48時間以上かけて凍らせています。

なお、氷業界における氷1個の単位は、昔ながらの貫《かん》（3・75kg）を使っています。

02 なんとなく会社に行きたくないとき

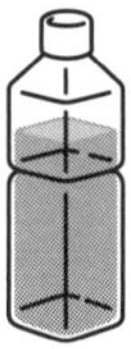

Why are top business people care about their drinks ?

戦闘モードに転換させる飲み物

朝、会社に行きたくないと思うことってありますよね。その理由のひとつが、まだ眠気が残っていて休息モードのままであり、「さあ、これから仕事だ」という戦闘モードに転換できていないせいではないでしょうか。

戦闘モードに突入するためには、レモンの香りがする炭酸水が適しています。糖をちょっとだけ含んでいると、血糖値も少し上昇してシャキッとなります。つまり、**最適な飲み物はレモンスカッシュです。**通常はビタミンCが入っているので、一瞬だけ気分が高揚します。

具体的に商品名を挙げると、各社から出ている「レモンスカッシュ」のほか、「C.C.

レモン」「マッチ」「ビタエネＣ」あたりでしょうか。レモンの香りは遠のきますが、「三ツ矢サイダー」なども同じグループに入れていいでしょう。

炭酸を含まないレモン風味の甘い飲み物は「レモネード」と呼ばれています。一般的には炭酸を含むものを「○○スカッシュ」、炭酸を含まないものを「○○エード」としているようです。さらに、「○○ジュース」とは果汁濃度が濃いものを指しているようですが、これらの名称には絶対的な決まりはありません。なお、「サイダー」は国によって指すものが異なります。日本では透明の甘い炭酸飲料のことですが、アメリカではアップルジュース、イギリスではリンゴ酒のことです。

日本における最初の炭酸飲料は、１８７２年にスコットランド人が神戸の薬局でコレラの予防薬として売り出した炭酸入りレモネードのようです。この「レモネード」の発音が「ラムネ」になったわけです。

日本人にとって「ラムネ」と言えば、中身よりもその特徴的な容器を思い浮かべる人が多いかと思います。発明者にちなんで「コッド瓶」と言いますが、炭酸水容器の栓にビー玉を使うというアイデアはすばらしいです。夏の暑い日、セミの鳴き声の下や縁日などで、大きな容器（業界では「どぶづけ」と言います）の氷水のなかから冷えたコッド瓶を取り出し、ビー玉をプシューと下に落としてカラカラ言わせながらラムネを飲んだ記憶がある人も多いかと思います。世界的にはコッド瓶は絶滅危惧種になっています。

コーラの害

レモンスカッシュと同類の飲み物にコーラがあります。コーラ類は世界的に非常にたくさん飲まれています。コーラもレモンスカッシュも普通の炭酸水に甘味や色などをつけたものですが、単純な炭酸水とはまったく異なった飲み物です。単純な炭酸水と比べると医学的にはまったくオススメできません。非常に困った点が4つあります。

① 糖が加えてある

コーラの最大の元凶は糖です。しかも、糖のなかでもタチの悪い異性化糖（とうもろこしデンプンを分解してつくった果糖とブドウ糖）が大量に使われています。米国の貧困層の子どもたちに肥満児が多い原因のひとつはコーラの飲み過ぎ、つまり異性化糖の摂り過ぎです。

近年、インドやブラジルなどの開発途上国でも赤や青（「コカ・コーラ」と「ペプシコーラ」のイメージカラー）の飲料は貧困層の普段の飲み物として浸透してきています。その販売攻勢たるや、すさまじいものがあります。特に子どもを取り込む戦略は、さすがにえげつなさ過ぎだと私は感じています。その結果、当然ながら肥満者および肥満児が増えて問題になっています。10年後は肥満者がもっと増えていることでしょう。

②強い酸が加えてある

液体中に糖が存在すると、それがバイ菌のエサとなり腐敗しやすいので、腐敗防止のために強い酸が加えてあります。これはPART1の09で述べた通りです。コーラは酸性度を強くしてあるので、口内に残ると歯を痛めます。コーラを飲んだあとは口をゆすぐようにしてください。

③不明の成分や添加物が加えてある

レシピが非公開の飲み物は多く存在します。非公開ということは、何が入っているかがわからないということです。含まれているものが不明の飲み物はあまり飲みたくないですよね。昔の「コカ・コーラ」にはコカインが入っていたという説がありますが、いまとなっては真偽不明です。なぜなら、「コカ・コーラ」の製作者とも言えるエイサ・キャンドラーは１９０１年の裁判で、『コカ・コーラ』にコカインは含まれているか」という質問に対して答えなかったからです。もし含まれていたら大問題だし、含まれていなかったらラベル表示に齟齬が出てしまいます。

ちなみに、「コカ・コーラ」のリン酸含有量は非公開です。一方、「ペプシコーラ」（日本での販売会社はサントリーです）のリン酸含有量はホームページで公表してあります。日本人の健康を守るという視点から見たとき、隠蔽体質の多国籍企業と、正直に公開している日本企業との差がこんなところにも現れています。さすがはコカ・コーラ、さすがはサントリーです。

食品は国によって取り締まる法律が異なるので、コーラだけでなくハンバーガーやピザなどのファストフード類も国によって成分が違います。外国では日本で禁止されている添加物が大量に入っていたりするため、注意が必要です。たとえ、同じ名称であっても国によって成分やつくり方がかなり異なるのです。価格も当然違いますが、見た目と味は似ています。仕事や留学などで海外に長期滞在する場合は、日本の食品と同じつもりで常飲・常食しないようにしましょう。

④子どものときに好きになると一生飲み続ける

食べ物の嗜好は18歳くらいまでに完成します。したがって、18歳くらいまでコーラを常飲していたら、コーラが好物となり、一生飲み続けることになります。

私の知り合いの欧米人のなかには、「コーヒーブレイク」ならぬ「コーラブレイク」を定期的にとっている人が多くいます。そのうちの1人は、「自分はアル中ならぬコーラ中毒だ」と自虐的に言っていました。

幸い日本では、お茶やミネラルウォーターの牙城があるせいか、コーラのシェアはそれほど伸びていません。コーラ類は飲まないで済めば飲まないに越したことがない飲み物です。

それでもコーラを飲みたい場合は？

コーラ類は最初のひと口、もしくは最初の一杯がさわやかなのであり、惰性でペットボトル１本を全部飲むのは好ましくありません。したがって、コップに取り分けて飲むようにしてください。冷たいと舌の甘みの感度が低下するので、あまり冷やし過ぎないほうがいいでしょう。

低カロリーを強調している商品もありますが、図表１－５（57ページ参照）で示した通り、１本（５００ml）のカロリーは、カロリーオフで１００キロカロリー弱、カロリーゼロで25キロカロリー弱です。つまり、カロリーは完全にゼロではないことに注意してください。

砂糖があまり入ってないのに甘みは十分にあるということは人工甘味料を使っているということです。日本の人工甘味料は安全性をチェックしているので、大人は多少摂取しても構わないと思いますが、やはり子どもには飲ませないほうが無難です。

食の細い子どもには、食前に甘い飲み物を飲ませてはいけません。空腹感が削がれるからです。子どもに対しては、コーラへの嗜好は育てないほうが幸せな人生を歩めると思います。

また、これは害というほどではないのですが、炭酸飲料を飲むとゲップが出ます。さらに人によっては放屁も増えます。ゲップの成分は飲料中の二酸化炭素そのものです。一方、オナラの成分は炭酸飲料由来のガス、すなわち二酸化炭素ではありません。

炭酸飲料を飲むと胃のなかで二酸化炭素が発生し、胃は膨らみます。すると、「胃に食べ物が来たぞ」という情報が神経を介して腸に届けられ、腸の動きが活発になります。その結果、放屁が増えるのです。こうしてプッと放屁に至ったオナラの成分は、あなたのいつものオナラの成分と同じです。

なお、炭酸飲料から出てきた二酸化炭素は、消化管内ですみやかに吸収され、肺から呼気とともに出ていきます。炭酸飲料と胃腸・神経の関係はＰＡＲＴ２の10も参考にしてください。

03 朝・昼・晩の食事をとるとき

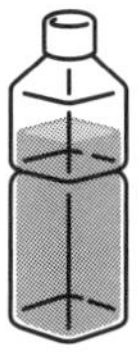

Why are top business people care about their drinks ?

食事と一緒に飲む飲み物

飲み物を食事と一緒に飲む目的のひとつは、味を引き立てることです。ワインがその代表です。確かにお酒と一緒に飲むと、食事はおいしく、かつ楽しくなります。

もうひとつ目的として考えられるのは、食事の塊を飲み込みやすくすることでしょう。大げさに言うと、のどに詰まらせないためです。固形物を飲み込む場合は、液体を一緒に飲んだほうが飲み込みやすくなります。その場合の飲み物は、水、炭酸水、お茶、麦茶、ノンアルコール飲料など基本的に何でも構いません。

固形の食べ物と一緒に液体を口に入れると、食べ物はやわらかくなり、咀嚼しやすくなります。しかし、度が過ぎると、やわらかくなり過ぎて噛む回数が減ってしまいます。噛む回数が減ると、唾液分泌が減り、アゴも弱くなります。特に子どもの場合は、歯やアゴを甘やかすことになるので、一緒に飲む飲み物の量はほどほどにしてあげてください。噛む習慣を疎かにしないようにすることが大切です。

水やお茶のように完全にサラサラの液体は、案外飲み込みにくいものです。もしあなたが「飲み込み方」があまり上手ではなく、ときどきむせるようでしたら、少しとろみのついた飲み物のほうがすんなり飲めるでしょう。具体的には、ポタージュや葛《くず》湯《ゆ》のようなものです。

なお、介護食用として、とろみをつける「とろみ剤」が市販されています。重要な会食などでよくむせて困っている人は、コップのなかに「とろみ剤」をこっそり入れるという方法もあります。ゼリー状の飲料に関してはＰＡＲＴ２の12を参考にしてください。

食事のときに飲む飲み物の代表「お茶」

日本人の場合、食事のときに飲む飲み物の代表と言えば、やはりお茶でしょう。お茶とは茶の木（茶木）の葉っぱ（茶葉）からつくった飲料のことです。緑茶、ウーロン茶、紅茶などの種類がありますが、これらの材料は全部同じ茶葉です。

私はお茶をじーっと眺めているのが好きです。いいお茶は色も香りも上品・清楚で、心が洗われる気がします。

茶葉は、茶畑で茶の木から摘み取った瞬間から葉っぱの酸化が始まります。葉の色も緑色から茶色に変化していきます。この変化は微生物が介在しない単なる化学的な酸化反応なので、発酵ではありません。ネットなどでは、発酵させなかったのが緑茶、発酵させたものが紅茶と書いてある記事を散見しますが、正しくは発酵ではなく酸化です。この酸化反応は加熱で止まります。緑茶をつくる場合は、茶葉を摘み取ったらすみやかに熱を加えて酸化を止めます。

このように茶葉を摘み取ったあと、すみやかに熱を加えて、ほとんど酸化させないでつくったものが緑茶です。逆に摘み取ってから熱を加えるまでに十分な時間をおき、ほぼ完全に酸化させたものが紅茶です。そして、その中間がウーロン茶であり、酸化反応をおおよそ半分程度進行させています。日本で栽培されている茶葉は、その大半が緑茶に使用されます。ウーロン茶と紅茶の茶葉は外国からの輸入品が多いようです。

意外と知らないお茶の知識

日本でお茶が一般的になったのは、臨済宗の開祖である栄西と鎌倉幕府の3代将軍・源実朝の功績でしょう。栄西が著した『喫茶養生記』の冒頭には「茶は養生の仙薬なり。延齢の妙術なり。」と記されています。お茶は健康と長寿の妙薬だということです。そして、おそらく、源実朝がお茶を二日酔いの薬として愛用したこともお茶の知名度を高めた要因だろうと私は思っています。なお、栄西は座禅中の居眠り防止の覚醒剤としてもお茶を使っていたようです。では、お茶についてもう少し詳しく見ていきましょう。

① 緑茶

市販されている大半の緑茶は「煎茶」です。蒸気の熱で酸化を止め、その後、揉んでつくります。蒸気で蒸す時間が長いのが「深蒸し茶」。その年の新芽の葉っぱだけを初夏（八十八夜前後）に摘み取ってつくったものが「一番茶」、その後は「二番茶」です。そして、三番茶、四番茶、秋冬番茶、春番茶などに分類します。三番茶以降は収穫時期が遅いので「晩茶」、これが変化して「番茶」となったようです（諸説あり）。番茶は一番茶に比べて質は落ちますが、出花（淹れたて）ならばそれなりにおいしく飲めますよね（笑）。

茶木は、茎にも葉とは違った味があります。茶葉だけでなく茎も使ったのが「茎茶」です。煎茶の製造途中でできた細かい破片を集めたのが「粉茶」で、回らない寿司屋の「あがり」は粉茶が多いです。粉茶には茶こしが必要ですね。

煎茶を非常に細かく砕粉したのが「粉末茶」です。粉末茶は微粉末なので茶こしは不要です。私がよく行く回転寿司のセルフのお茶は粉末茶です。ここまでが一般的な「煎茶」のグループです。

さて、炒った玄米を煎茶に混ぜたのが「玄米茶」です。また、煎茶をさらに釜で強く炒ったのが「ほうじ茶」です。ほうじ茶は茎も一緒に炒ったほうがおいしくなるので、茎を含んでいることが多いです。玄米茶もほうじ茶も独特な香りが特徴的です。どちらも高級な茶葉を無理に使わなくても十分においしいので、コスト面からも歓迎されます。なお、ほうじ茶にはシュウ酸が少ないので、尿路結石の既往のある人にはほうじ茶がオススメです。シュウ酸に関してはＰＡＲＴ３の08も参考にしてください。

茶木の育て方を工夫して、茶木に覆いをして直射日光が当たらないようにして育てた茶葉を使ったのが「玉露」です。高級品ですね。**玉露はカフェインとシュウ酸が多いので飲み過ぎには注意してください。**玉露と同様に遮光下で育てた茶葉を揉まずに蒸したあと乾かし、臼でひいて粉末にしたのが「抹茶」です。抹茶は微粉末なので茶こしは不要です。

煎茶を急須で淹れると、淹れたては緑色をしていますが、時間が経つと茶色っぽく変色していきます。茶色になっても毒ではありません。これも酸化反応で、摘みたての緑茶が時間の経過とともに酸化して紅茶になるのと同じ反応です。ただし、長い時間が経ったお茶は茶葉中のたんぱく質が腐敗している可能性もあるので、宵越しのお茶は飲まないほうが無難です。

ペットボトルで市販されている緑茶は容器内の酸素を抜き、還元剤のビタミンＣを添加して酸化を防いでいます。それゆえ、緑色の状態を長期間保てているのです。

通常の緑茶飲料には糖が加えられていないので、カロリーはゼロです。カロリーを気にしている人には、緑茶飲料は非常にオススメです。ペットボトル飲料は会社のＯＬさんをお茶くみの仕事から解放してくれました。しかし、緑茶のおいしさで言うと、ペットボトルのお茶よりは、その都度、急須で淹れたお茶のほうがおいしいと思います。特に上品な女性がわざわざ私個人のために心を込めて淹れてくれたお茶は格段においしいですね。

②ウーロン茶

茶葉の酸化が途中まで進んだところで加熱・乾燥させたものです。本来ならウーロン茶用の急須を使って熱湯で抽出します。しかし、日本のビジネスパーソンにとっては、ペットボトルで飲むか、外食のときに飲むことが多いと思います。ペットボトルでは、緑茶同様ビタミンCを添加してあり、カロリーはゼロです。好みやそのときの気分でウーロン茶と緑茶を飲み分けるといいでしょう。

ウーロン茶は飲食店でよく飲まれています。実は飲食店向けには業務用の濃いウーロン茶のペットボトルが販売されています。濃さは通常の2倍程度です。

飲食店では氷を入れて客に出すことが多いので、グラスに氷を入れて業務用ウーロン茶をドボドボと注ぐと、そのうち氷が溶けてちょうどよい濃さになるというわけです。ウーロン茶のボトルを冷やす必要がないのもメリットです。居酒屋のウーロンハイは、お酒の割り剤としてボトルの原液を注ぐだけという簡単な手間で、それなりの料金が取れるので、お店にとってもおいしいメニューです。ウーロン茶の業務用ボトルは一般の小売店では販売されていませんが、ネットでは売っています。コカ・コーラ社の「煌《ファン》烏龍茶 業務用」などがあります。

ウーロン茶とほうじ茶は見た目がよく似ています。ときどき、「どっちがいいですか」と聞かれることがありますが、私は断然ほうじ茶をオススメしています。理由は２つあります。

１つ目は、ほうじ茶のほうがシュウ酸が少ないからです。シュウ酸含有量についてはＰＡＲＴ３の08を参考にしてください。２つ目は、ほうじ茶は緑茶の一種なので国産茶葉が多く、ウーロン茶は外国産の茶葉が多いからです。私がゲットした業務用ウーロン茶には、中国産の茶葉が使われていました。日本人である私は安全面からも、そして、国の経済面からも日本の茶葉の消費をお手伝いしたいです。

③紅茶

茶葉を十分に酸化させてから加熱・乾燥させたものです。産地による名前（アッサム、ダージリン、セイロンなど）がついているものもありますが、日本で市販されている紅茶の茶葉のほとんどはブレンド茶です。

ペットボトル入りの紅茶には糖が加えられていることが多く、どれを選ぶかの重要ポイントはカロリーです。紅茶飲料のカロリーを図表２－１にまとめました。

④フレーバーティー

お茶にいろいろな香料を加えたものです。たとえば、ジャスミンティーは緑茶にマツリカ（アラビアジャスミン）の花の香りを加えてあります。緑茶以外の茶葉が使われることもあり、アールグレイは紅茶にベルガモット（レモンの仲間）の香りを加えてあります。その他にもたくさんの種類が存在し、それぞれ独特な香りがあります。使われている茶葉は外国産が多いようです。ハーブティーについてはＰＡＲＴ２の04を参考にしてください。

⑤後発酵茶

生葉に熱を加え酸化を止めたあとに微生物を使って茶葉を発酵させたお茶です。これが本当の発酵です。知名度はあまり高くありませんが、バタバタ茶（富山）、阿波番茶（徳島）、石鎚黒茶（愛媛）、碁石茶（高知）などがあります。発酵微生物が生み出した多彩な

図表2－1　紅茶飲料と主な飲み物のカロリー

種類	商品名	カロリー	単位
紅茶	午後の紅茶：ストレート	80	kcal/500ml
	午後の紅茶：レモンティー	140	kcal/500ml
	午後の紅茶：ミルクティー	190	kcal/500ml
	午後の紅茶：ミルクティー微糖	75	kcal/500ml
缶コーヒー	ファイア 贅沢カフェオレ	72	kcal/185g
スポーツドリンク	ポカリスエット	125	kcal/500ml
コーラ	コカ・コーラ	225	kcal/500ml
ジュース	POM ポンジュース	158	kcal/350ml
牛乳	明治おいしい牛乳	308	kcal/450ml
豆乳	マルサン有機豆乳無調整	103	kcal/200ml

容器1本のカロリーを示す。容器の大きさは各商品ごとに異なる点に注意

出典：商品ラベルおよび各社ホームページ

有益物質が加わっています。酸もできるので、少し酸味があり、おいしいです。個人的にはこのような地方の特産品をもっと盛り上げてほしいと思っています。

中国の発酵茶としてはプアール茶が有名です。サントリーが「伊右衛門」をつくったときは、プアール茶も参考にしたそうです。

なお、お茶に含まれるタンニンは通常の量であれば鉄の吸収は阻害しないので、貧血の人でもお茶を飲んで大丈夫です。鉄剤を服用するときもお茶を制限する必要はありません。

04 普段、デスクで水分補給するとき

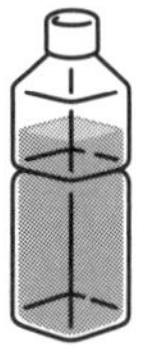

Why are top business people care about their drinks ?

甘い飲み物を水代わりに飲んではいけない

デスクワーク中の水分補給に大量の水分は必要ありません。軽くのどが渇いた程度でしょうし、脱水の程度も軽いはずです。少量ずつちょびちょび飲めるものがいいですね。栄養やナトリウムの補給も必要ないでしょう。**むしろカロリーオーバーや食塩過剰に気をつけないといけません。**

そのため、デスクで水分補給をするときのオススメは、ミネラルウォーター、炭酸水、お茶、麦茶などです。スポーツ飲料やコーラ類のような甘い飲料はカロリーオーバーになるのでやめましょう。甘い飲料を水代わりに飲まないようにしてください。

カロリーなしの気楽な飲み物にはお茶や麦茶があります。お茶や紅茶は茶葉を材料とし

ていますが、麦茶の材料は大麦です。**麦茶のように茶葉ではない材料を使ったお茶風飲料は「番外茶」と呼ばれています。**

番外茶の基本的なつくり方は、植物の葉や根などを乾かして、それをお湯に入れて飲むだけです。家庭でも割と簡単につくれます。淹れ方も、単に熱湯を注ぐ方法と、煮沸しながら濃く煮出す方法とがあります。ここでは番外茶について解説します。

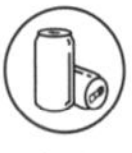

最もポピュラーな番外茶は「麦茶」

茶葉の代わりに大麦の種子を焙煎したものをお湯で煮出してつくります。水でも抽出は可能です。昭和までは夏の飲料と言えば麦茶が主でした。「真夏の炎天下で飲んだ冷えた麦茶のおいしかったこと！」という思い出を持っている人も多いかと思います。おいしく安価で、お湯で煮出すので煮沸消毒されること、半日放置しても色や風味があまり変化しないことなどが夏に愛飲されている大きな理由でしょう。麦茶にはカフェインが入っていないので、子どもに安心して飲ませられるのも大きな長所です。

麦茶やビールの大麦には二条種を使います。二条の意味は、麦の穂が完成したとき、種子、つまり麦の粒が2列に並んでいるものです。「二条大麦」とも言います。ちなみに、ご飯に混ぜる麦飯には六条種の大麦を使います。こちらは麦の粒が6列に並んでいます。

麦茶以外の番外茶

日本列島は温暖で雨も多く、多彩な植物が繁茂しています。それらのなかには飲用することによって、何らかの健康効果を示すと思われる植物がたくさんあります。それらを列挙すると、ドクダミ、クコ、ハトムギ、カキ、ソバ、アロエ、ビワ、ヨモギ、クマザサ、ハブなどです。これらはいずれもありふれた植物であり、その辺に勝手に生えている野草に近いものです。これらの葉などを乾燥させて、お湯で煎じて飲むわけです。

これらの植物以外でも昆布、ごぼう、とうもろこしなどからも番外茶はつくれます。なお、甘茶は本来、アジサイ科の植物の葉からつくりますが、ウリ科のアマチャヅルからつくったものを甘茶ということもあります。ここまで紹介した番外茶の材料は市販されているので、通販などで購入することができます。

番外茶は自分でつくることができます。材料としては、ありふれた野菜や草花などが使えます。たとえば、アザミ、ジンチョウゲ、スミレ、タンポポ、フジ、ミツバ、スギナ、ナズナ、フキ、オオバコ、シソ、クズ、ハッカ、キンモクセイ、ゲッケイジュ、シイタケ、ハコベなどです。これらを煎じて飲むと、それなりの効用があるようです。また、柿のヘタは「しゃっくり止め」の特効薬で漢方薬としても売られています。

さらに、もう少し自然界に近づくと、かなりマニアックな草花がたくさんあるので、自分で材料探しの探索の旅をして、その材料から自分でお茶を淹れるのも楽しいようです。ただし、他人の土地の植物を勝手に取ってはいけません。

市販のペットボトル飲料では、「十六茶」や「爽健美茶」が有名です。「十六茶」の材料はハトムギ、大麦、ハブ、発芽大麦、とうもろこし、玄米、びわの葉、たんぽぽの根、ごぼう、あわ、きび、柿の葉、ミカンの皮、小豆、ナツメ、ゆずの皮の16種類です。また、「爽健美茶」の材料はハトムギ、玄米、大麦、どくだみ、はぶ茶、チコリー、麦芽、月見草、ナンバンキビ、オオムギ若葉、明日葉、杜仲葉、ヨモギの13種類です。

西洋の番外茶「ハーブティー」

ここまで列挙した番外茶は日本的なものですが、西洋的なものもあります。西洋では、これらの飲み物を大きく2つのグループに区分しているようです。ひとつはカフェインを含む紅茶飲料のグループ、もうひとつがハーブティーやフレーバーティーなどと称したカフェインレスの飲料のグループです。**ハーブティーはその名の通り、強い香りが特徴的で、その効果はハーブ療法としてもそれなりの歴史があります。**

知名度の高いハーブティーとしては、ラベンダー、カモミール、ローズマリー、ローズヒップ、ルイボスティーなどがあります。リラックスしたいときは、ラベンダーとカモミールがオススメです。集中力アップにはローズマリー、ビタミンCを摂りたければローズヒップ、そして、美肌効果を期待したいときにはルイボスティーがいいと言われています。

その他のハーブティーには、オレンジ、タイム、ハイビスカス、バジル、パセリ、ベルガモット、ミント、レモングラス、ローズ、セントジョーンズワート（セイヨウオトギソウ）などがあります。厚生労働省ｅＪＩＭ（イージム：「統合医療」情報発信サイト）の「医療関係者の方へ」のページには「海外の情報」としてハーブの効果がまとめられています。

ハーブは医薬品ではなく食品です。そのため、効果も副作用も強くはないのですが、セントジョーンズワートだけには気をつけてください。セントジョーンズワートはそれなりに強い沈静効果を持っており、ストレス解消や落ち込んだとき、さらにはダイエットなどにもよく使われています。そして、薬の代謝にも影響を及ぼし、薬の効果を増強したり減弱させたりすることがあるのです。慢性の病気で重要な薬を飲み続けている人は注意してください。

パック詰めになっている市販のハーブティーは、中身が見えないので、信用できるお店で購入してください。特にブレンドのティーパックは、雑草が混ぜてあってもわかりません。

05 忙しくて食事がとれないとき

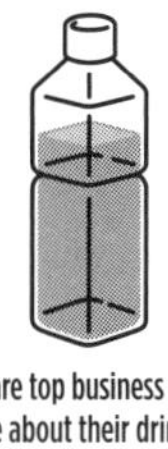

Why are top business people care about their drinks ?

時間の観点から必要な栄養素を考える

忙し過ぎてご飯を食べ損なうことってありますよね。食事を抜くと栄養不足になりそうです。そんなときでも飲み物なら短時間で栄養を補給できます。

そもそも食事に含まれている重要な栄養素とは何でしょう？　それは、糖質、脂質、たんぱく質、ビタミン、ミネラルです。これらを五大栄養素と言います。

しかし、実は五大栄養素だけでは不十分で、食物繊維を加えた合計6つを食事で摂る必要があります。食物繊維は「狭義の栄養素」の範疇には入らないのですが、「広義の栄養素」で考えると極めて重要な栄養素です。

長期的に見ると、これら6つの栄養素はすべて摂る必要があります。一方で短期的に見ると、たまには抜いてもいいものもあります。体のなかにストックがある糖質と脂質はしばらくの間なら食べなくても問題はありません。逆に言うと、**1日3回サボらずにキチンと摂るべき栄養素があり、それはたんぱく質と食物繊維です。**ちなみに、その次はビタミンとミネラルになります。

このように時間の観点から栄養素を見ると、忙し過ぎてご飯を食べ損なった場合でも、たんぱく質と食物繊維だけは摂りたいところです。両方をひとつの飲み物でまかなうのは少し無理があります。それぞれ分けて考えましょう。

たんぱく質を多く含む飲み物は牛乳、乳酸菌飲料、豆乳です。このうちどれかを飲みましょう。食物繊維を多く含む飲み物は野菜果物ジュースです。ただし、ジュースだけでは食物繊維の必要量はまかなえません。しかし、それでも飲まないよりはずっとマシです。味が強いジュースには食塩、そして甘いジュースには甘味料が加えられていることが多く、ナトリウムやカロリーの過剰摂取には注意してください。

結論としては、忙しくて食事をとれないときは、野菜果物ジュースに加えて牛乳を飲むようにしましょう。牛乳の代わりに乳酸菌飲料、もしくは豆乳でも構いません。

水溶性食物繊維と不溶性食物繊維

食物繊維には水に溶けるもの（水溶性）と溶けないもの（不溶性）とがあります。栄養面ではそれぞれ特徴があるのですが、深いところまではよくわかっていないというのが正直なところです。よって栄養学的には、どちらが優れているではなく、どちらもきちんと摂るようにしましょうということになっています。

たとえば、グレープフルーツの場合、そのまま食べると果肉中の不溶性食物繊維も一緒に摂ることができます。しかし、自分で絞ってジュースにすると、不溶性食物繊維はほとんど摂ることができません。捨てるほうの絞りかすに貴重な不溶性食物繊維が残っているのはもったいないですね。

不溶性食物繊維はサイズが大きいものが多いので、飲み物のなかにフワフワと混ざった小さな塊が肉眼で見えることがあります。通常の市販飲料は濾過という工程があるので、小さな塊は除去されます。そのため、**市販飲料の食物繊維は水溶性食物繊維がメインだと考えていいでしょう。**つまり、飲料だけでは不溶性食物繊維は摂取できないということです。

1日当たりの食物繊維の目標摂取量はおおよそ20〜25g程度となっています。しかし、通常の野菜ジュース1杯当たりの食物繊維はその10分の1以下です。飲まないよりはマシですが、過度な期待はしないほうが無難です。

「レモン5個分のビタミンC」の意味

ビタミンCの量をレモンの個数換算で表現するときは、「レモン1個＝20mg」という決まりがあります。これはレモン1個を絞ったときに得られる絞り汁中にビタミンCが約20mg含まれることに由来しています。したがって、**1本の飲料にビタミンCが100mg入っていたら、「レモン5個分のビタミンC」と記載できる**わけです。

レモンにおいては、皮などを含めた丸ごと1個のビタミンCの総量は約100mgです。これをレモンの個数換算で表現すると「レモン1個にはレモン5個分のビタミンCが入っている」ことになります。果物は「可食部」という考え方をするので、このような矛盾が生じるのです。

野菜果物ジュースの正体

ここでは市販の果物ジュースと野菜ジュースについて詳しく説明します。

①一般的な市販ジュースのつくり方

ジュースは果物や野菜の可食部をミキサーにかけて細かく砕き、濾過して加熱殺菌してつくります。長期保存ができる理由は、製造途中に加熱による殺菌の工程があるからです。**加熱してない生のジュースは常温での長期保存は不可能です。**濾過の程度によりブツブツがほとんど入ってないものから、それなりにドロドロしているものまでいろいろなものをつくることができます。必要に応じて水や甘味料、酸、酸化防止剤（ビタミンC）、香料などが加えられています。糖が加えてあるものは、それなりにカロリーが高くなっています。

②濃縮還元ジュース

まず、原料の野菜や果物から搾汁して普通にジュースをつくります。そして、減圧加熱処理をして水分を飛ばして濃い液体をつくります。これが濃縮です。

そして、その濃い液体の状態で輸送や保存をします。容積が減った分、輸送や保存コストが安くなります。このコスト削減が最も重要なポイントです。最終工程で水を加えて元の濃さに戻して市販されます（図表2－2）。これが還元ですね。元の液体と同じ量に戻せば、薄めたことにはなりません。

③天然果汁100%ジュース

容器に「天然果汁」の記載と果物の絵が書いてあっても、その果物の絞り汁が材料とは限りません。**果物のなかでは通常リンゴが一番安いので、たとえば、リンゴの絞り汁からリンゴ風味を除去し、これにブドウフレーバーと色素を加えれば天然果汁100％のブドウジュースができ上がります。**ブドウの絵と「天然果汁」の記載はあっても「ブドウ100％」とは明記してないところがミソです。

パイナップルやメロンも高価なので、パインジュースやメロンジュースも同様にしてつくられているものが多いようです。たとえば、キリンの「トロピカーナ100％まるごと果実感メロンテイスト」はパッケージからはメロン100％のジュースのように思えますが、実はメロン液は2％しか入っていません。その結果、2022年9月に景品表示法違反として消費者庁から措置命令が出ています。２０２０年6月の同社のプレスリリースには、確かに「ぶどう、りんご、バナナ、メロンの4種の果汁をブレンドしました」とあります。材料は多い順に従って記載する決まりになっており、そこはきちんと厳守してメロンは最後に書いてありました。

みかんジュースもみかんだけが材料とは限りません。実は温州みかんだけでつくったジュースはあまりおいしくないのです。そこで一般的にはオレンジ（通常外国産）の液体、要するに外国産オレンジジュースが混ぜてあります。愛媛の「ポンジュース」もしかりで、私が買った「ポンジュース」のラベルの原材料名には、「オレンジ（ブラジル）、うんしゅうみかん（国産）」と書いてありました。材料は多い順番に記載する決まりになっているので、このラベルが意味するところは「このジュースは温州みかんのジュースというよりはブラジル産オレンジを使ったオレンジジュースに近い飲料である」ということなのです。

④スムージー

材料が何でもありのジュースのことです。成分を濃くして濾過フィルターの目を粗くしてドロドロ気味にし、名称を目新しくして高い価格をつけたものとも言えます。糖を加え

図表２－２　濃縮還元ジュースのしくみ

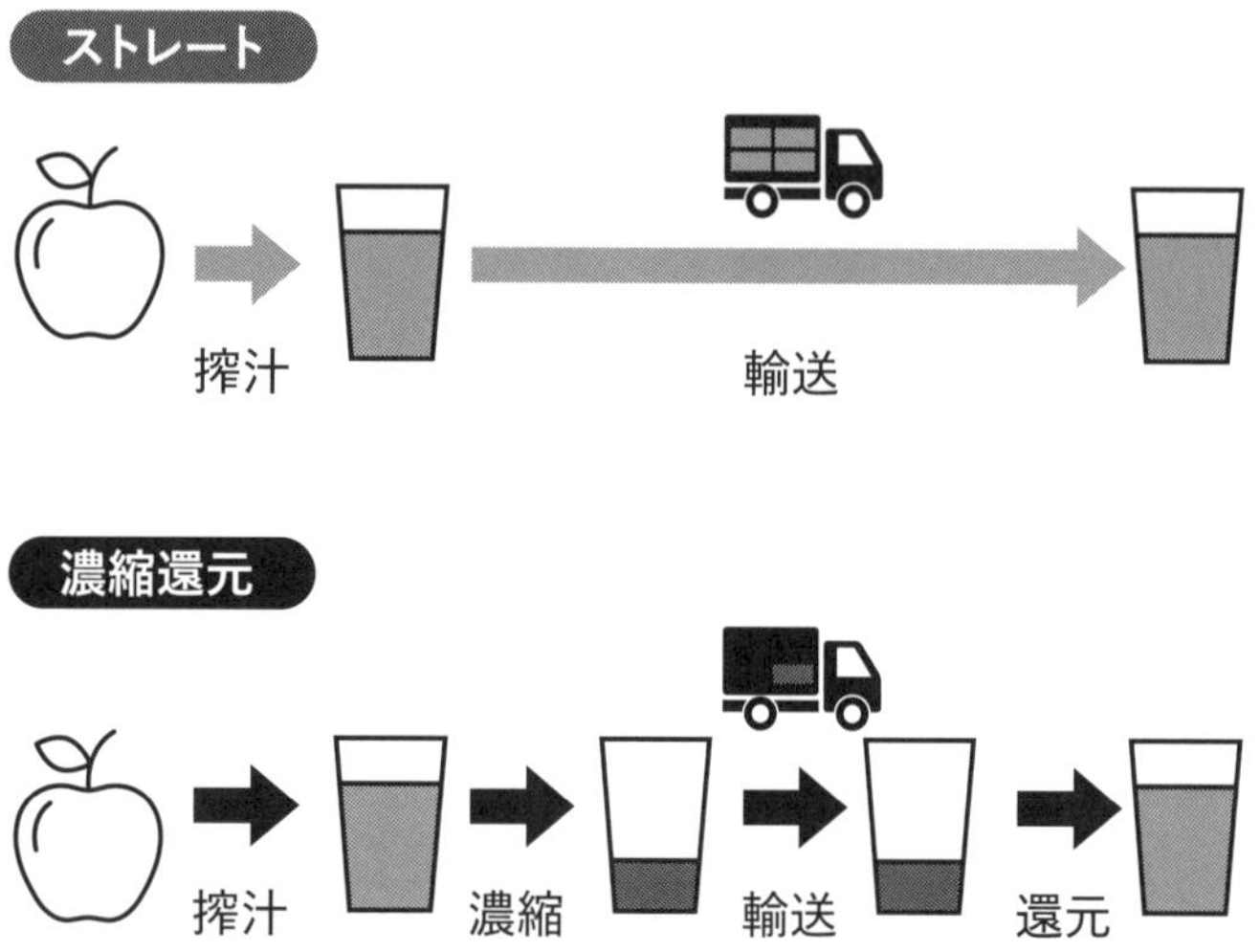

て甘くしてあるものも多いので、ダイエット中の人は注意してください。

前述のメロンジュースと同様、たとえば、カゴメの「野菜生活 100 Smoothie マスクメロン Mix」の商品情報（原材料）ではメロンは18番目（果実の4番目）に記載されています（図表２－３）。

⑤コールドプレスジュース

私にも定義がよくわからないジュースです。冷たい状況で絞ったらしいのですが、低温状態で操作するのはジュースの製造工程では当たり前で、あえて前面に押し出す必要

図表２－３　カゴメのスムージーの商品情報

容量	330ml
原材料	野菜（にんじん（輸入）、ケール、ほうれん草、アスパラガス、クレソン、パセリ、かぼちゃ、レタス、キャベツ、ビート、だいこん、はくさい、たまねぎ、セロリ）、果実（ぶどう、りんご、レモン、メロン、マンゴー）、食物繊維／香料、ビタミンC、クエン酸
アレルギー	りんご
栄養成分【330ml当たり】	エネルギー：138kcal、たんぱく質：0.9g、脂質：0g、炭水化物：35.1g、糖質：31.9g、糖類：28.3g、食物繊維：2.2～4.2g、食塩相当量：0.03～0.6g、カリウム：270～740mg、カルシウム：9～77mg、ビタミンC：120～310mg、ビタミンK：0～3μg、葉酸：0～16μg

出典：2022年9月に著者が横浜市内のスーパーで購入した
「野菜生活100 Smoothie マスクメロンMix」（夏限定商品）の容器に記載してあった商品情報

はないと思います。スムージーと同様、名称を目新しくして高い価格をつけたものだと私は思っています。

⑥シェイク

ファストフード店でハンバーガーなどと一緒によく売っていますが、シェイクはジュースではありません。シェイクの主成分は植物油とミルクと甘味料と水です。それに少量の香料や着色剤が加えられています。透明コップに移して全部溶かして観察すると、本体がジュースではないことがよくわかります。油が多いので高カロリーです。

⑦自作ジュース

自宅や店頭においてミキサーなどでつくったものです。果物や野菜はそのまま食べるよりもジュースにしたほうが多くの量を摂ることができます。たとえば、グレープフルーツを生のまま食べる場合、平均的な量は半個かせいぜい1個でしょう。ジュースにすれば、2〜3個分は平気ですぐに消費できます。

また、ミキサーで組織を壊すと、空気中の酸素や組織中の酸化酵素などと強制的に混ぜ合わさることになるので、酸化反応などが進んで、ビタミンCなどが壊れます。たとえば、リンゴをおろし金ですりおろすと30秒でビタミンCはほぼ１００％壊れてしまいますし、リンゴに2倍量の水を加えてミキサーにかけると30秒で約8割のビタミンCが壊れてしまいます（中林ら、栄養と食糧、8:116-119, 1955）。つまり、ジュースにするとビタミンCは5分の1に減少するということです。

このようにジュースにするのは、いいことばかりではありません。なお、この酸化を防ぐ手立てはそれなりにあるので、市販のジュースのビタミンCはそこまで減少していないと思います。あとでビタミンCを添加することもできます。

06 重要なプレゼン・商談の前に集中力を高めたいとき

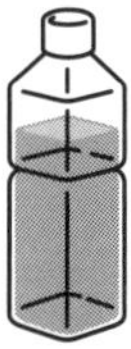

Why are top business people care about their drinks ?

身も心もシャキッとしたいときの飲み物は？

集中力を高めたいときは、飲んだ瞬間にシャキッとなるものがいいでしょう。私がオススメしたいのは酢です。酢を飲むと脳だけでなく体も電気を流したようにシャキッとなります。コーヒーなどもカフェインにより脳に刺激が入りますが、時間とともにジワジワッと効いてくる感じです。その点、酢は飲んだ瞬間から効き始めるのがいい点です。

重要なプレゼンや商談を「話す」という面からみると、声帯の保護も重要です。話し続けると声帯が乾き気味になって、声がかすれてきます。そんなときは水です。お茶でもコーヒーでも牛乳でもなく水です。お気に入りのミネラルウォーターを手元に置いて、話し続けながら、ときどきひと口飲むということを続けると声がかすれにくくなります。

歌の場合も同じで、プロの歌手が曲の合間に飲む飲み物は、必ずミネラルウォーターです。お酒は声帯を痛めます。お酒を飲みながらカラオケで大声を出すのは声帯にとって非常によくありません。声帯のためを思うなら、お酒を飲んだときは歌わない、歌うならお酒は飲まないのが正解です。

飲料としての酢

ここでは飲料としての酢について詳しくご説明します。

① 酢とは

穀物や果汁の糖分を発酵させるとアルコールを経て酢になります。市販の「醸造酢」については、材料にさまざまな決まりがあります。たとえば、「米酢」は1Lにつき米の使用量が40g以上という決まりがあります。しかし、40gという少量の米では濃度の薄い酢しかできないので、濃い酢をつくるときは材料に醸造用アルコールを加えて発酵させます。

それが「米酢」です。アルコールを加えず、米だけからつくったものは「純米酢」と分けています。これらは白米を使った酢です。

白米ではなく玄米を使ったものが「黒酢」です。「壺《つぼ》酢《す》」という酢もありますが、これは特殊な壺のなかで発酵させてつくった黒酢のことです。材料に米ではなくリンゴを使ったものがリンゴ酢です。材料コストは米よりリンゴのほうが安価です。いずれも本体は酢、つまり酢酸ですが、それぞれ味や微量成分が微妙に異なっています。食酢メーカーのシェアは、食品業界的には非常に特徴的で、ミツカンが一強で、残りのシェアをミツカン以外の多数の小さな会社が分け合っています。

②お酢飲料

①の食酢を薄めて糖を加えて飲みやすくしたものがお酢飲料です。異性化糖や甘味料などが加えてあるので、完璧に健康的かと問われると微妙なところがあります。健康の目的でお酢を飲みたい場合には、少し高めのいい黒酢（執筆時に私がネットで調べた範囲内では「坂元のくろず白寿（１５０ml）」の１９４４円が一番高価でした）を買ってきて、これ

を自分で薄めて蜂蜜を少し加えて飲みやすくして飲むのがオススメです。

③酢の沸点

アルコールの沸点は１００℃以下なので、アルコールを含んだ水を煮沸すれば、アルコール分をすべて飛ばすことができます。ノンアルコール飲料をつくるひとつの方法が煮沸です。

しかし、酢酸の沸点は水より高い１１８℃なので、酢を含んだ水を煮沸しても酢は残ります。しかも、１００℃では酢の変性も起こりません。よって、酢製品をつくるときは加熱殺菌がしやすいのです。自宅で煮込み料理に多めの酢を使うと、酢のすごいニオイが台所に充満しますが、酢の大部分はまだ鍋のなかに残っています。ただし、鍋のなかに油が多い場合は、１１８℃以上になると酢が揮発していくことがあります。

07 会議で斬新なアイデアが出ないとき

脳のリフレッシュにはコーヒー

会議で煮詰まったら、一休みしてリラックスしてから脳も体もリフレッシュしたいところです。脳をいったん休ませたいものの、エンジンを切るわけにはいきません。休息タイムが終わったら、すぐにフル稼働です。つまり、リラックスと緊張との両方が必要です。

そんな状況に適した飲み物は何と言ってもコーヒーです。コーヒーを飲むと、気分はほっこりでき、同時にカフェインで脳は刺激されるという理想的な飲み物です。車のアクセルとブレーキを同時に踏むようなもので、交感神経的なものと副交感神経的なものの両方を同時に刺激してくれます。

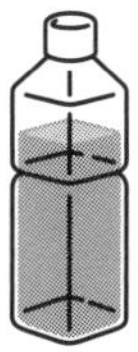

Why are top business people care about their drinks ?

コーヒーは自分で淹れてもいいし、買って来てもいいし、ペットボトルや缶コーヒーもおいしいですよね。コンビニの100円コーヒーのおいしさは仰天レベルですが、これは集客の目的もあって100円なのだそうです。また、1杯分ずつ個包装されているドリップパックと缶コーヒーは日本の発明品です。一気飲みには缶コーヒー、チビチビ飲みにはペットボトルが適しています。ペットボトルは量が多いせいか、缶コーヒーよりも薄目につくってあるようです。

コーヒーは短時間の休憩タイムに少量飲むのには非常に適しています。しかし、大量に飲み過ぎると、体か脳のどちらかが破綻する可能性が大きくなります。具体的には、胃が痛くなったり、頭痛がしたり、不眠になったりします。飲み過ぎには注意してください。胃が弱い人はミルクなどを加えるとよいでしょう。コーヒーもシュウ酸を含んでいるので、尿路結石の既往がある人は牛乳を入れて飲むことをオススメします。

コーヒーには砂糖を入れて飲む人も多いかと思います。ペットボトルや缶入りのコーヒーは甘味料が入っているものも多いです。甘みがほしい場合は仕方ないですが、できれば無駄に糖分を摂るのは避けましょう。

コーヒーの木はアラビカ種という種類が標準です。しかし、栽培がやや難しく病気にも弱いのです。そこでロブスタ種も使われるようになりました。ロブスタ種の味はやや劣りますが、価格は安いです。先進国においては、どの国も自国のコーヒー豆生産量はほぼゼロであり、豆の輸入価格は世界中ほぼ同一なので、コーヒーの値段は世界の物価比較の指標になります。

コーヒーの淹れ方

コーヒー豆が飲める液体になるまでには、豆の選別（生産地や種類）、熟成、焙煎、挽き方、そして、抽出（通常はドリップ）の工程があり、それぞれのやり方にこだわりや特徴があります。

①焙煎の度合い

コーヒー豆に熱を加えると、その成分が変化します。加熱によりさまざまな変化が生じます。熱変化のなかで有名なものに「メイラード反応」があります。これは熱でたんぱくと糖が変化して香り物質が生成される反応です。肉やパンを焼いた香りもメイラード反応によって生じています。コーヒー豆は焙煎の度合いにより3段階に分けられます。健康上はどの煎り方がいいということはありません。

- **浅煎り：コーヒー豆のテスト用、アメリカン用**
- **中煎り：通常のドリップコーヒー用**
- **深煎り：エスプレッソやアイスコーヒー用**

②コーヒーに入れる砂糖の種類

コーヒーに入れる砂糖の基本はグラニュー糖です。角砂糖はグラニュー糖を固めたものです。コーヒーシュガーは氷砂糖の一種で、カラメルで色づけされたものです。粒が大きく溶けにくいため、ゆっくり溶かしながら味の変化を楽しみます。カソナード（ブラウンシュガー）は精製前の糖で黒砂糖に近いものです。原料のサトウキビの味わいなども楽しめます。

どの砂糖も主成分はショ糖で、栄養学的にはすべて同じです。白い砂糖も黒い砂糖も、硬い砂糖もサラサラの砂糖も、栄養学的にはすべて同じ砂糖（ショ糖）です。

コーヒーの種類

コーヒーにはたくさんの種類があります。基本は挽いた豆にお湯を注ぐドリップコーヒーです。そのなかでも、アメリカンとは浅煎り豆を使い薄めに抽出したもの、もしくは単に普通のドリップコーヒーをお湯で薄めたもので、外国では通用しない日本特有の名称です。また、ゲイシャコーヒーの名称は地名（エチオピアのゲイシャ村）由来で、日本の芸者とは無関係です。次に特徴的なコーヒーをいくつか紹介します。

①エスプレッソ

専用マシンを使い高い圧力、すなわち高い温度を加えて抽出したものです。普通のドリップコーヒーよりもコクや香りを強く引き出せます。イタリアで考え出され、いまや世界のコーヒーの主流になっています。1ショットは1オンス（約30ml）なので、飲むというよりは舐めるに近いと言えます。エスプレッソのトリプルを普通のドリップコーヒーのつもりで飲むと結構キツいですよ。エスプレッソ系のメニューには次のようなものがあり、これらの発祥の地はシアトル、そして、日本に流行らせたのはスターバックスです。

・カフェラテ：エスプレッソに牛乳（もしくはスチームドミルク）を入れたもの
・カプチーノ：エスプレッソにスチームドミルクとフォームドミルクを入れたもの
・マキアート：エスプレッソにフォームドミルクを入れたもの。カプチーノよりエスプレッソの割合が高い。

ただし、これらの定義は店舗や地域によって微妙な違いがあります。なお。カフェ・オ・レとは、普通のドリップコーヒーに牛乳（通常半々）を入れたものです。

スチームドミルクは牛乳を蒸気で温めたものです。鍋で温めても蒸気で温めても栄養学的な違いはありません。フォームドミルクは牛乳を蒸気で泡立てたものです。手で泡立てても蒸気で泡立てても栄養学的な違いはありません。

②インスタントコーヒー

通常のドリップコーヒーを乾燥させて固体にしたものです。乾燥の方法にはノウハウがあり、固体なので年単位の保存が可能です。味はまあ、主観的なものですから。

③コピ・ルアク

インドネシア産のとても高価なコーヒーです。肉食獣であるジャコウネコにコーヒーの果実を食べさせると、果肉だけが消化され、豆の部分は消化されずにそのまま排泄されて出てきます。そのウンチのなかから豆を拾い出し、その後は通常と同じ工程でコーヒー豆をつくっていきます。動物の胃腸を通る間に果肉除去が行われ、同時に豆にはその動物の独特な風味がつくのです。同様のものに、ベトナムのイタチ、タイの象、ブラジルのジャクーという鳥の排泄物からとった豆があります。私はまだ飲んだことはありません。なお、このコピ・ルアクには１９９５年度のイグノーベル栄養学賞が授与されています。

④番外編：バターミルクコーヒー

ダイエット方法のひとつとして、バターミルクコーヒーがあります。中鎖脂肪酸オイル、グラスフェッドバター、砂糖、牛乳、コーヒーなどでつくるようです。カロリーを計算すると結構な数値になるので、これで本当にダイエットに有用なのかと私は非常に懐疑的です。

08 イマイチ やる気が出ないとき

気分だけでもパーッと盛り上がるために

やる気の出ないときってありますよね。そんなときはパーッとお酒でも飲みに行きたいと思うのですが、そうはいかない場合がほとんどでしょう。お酒が飲めないときは、代わりにノンアルコール飲料を飲みましょう。ノンアルコール飲料はアルコールが入ってないだけで、味も香りも、そして外見も、本物そっくりです。

味をビールやワイン、酎ハイに似せたジュースとも言えます。つくり方は大きく２つあります。１つ目は、材料や酵母を厳選し、アルコール発酵をしにくくする方法です。アルコールが産生されないように注意しながらうまく発酵させます。２つ目は、普通にビールやワインをつくり、加熱などの処理でアルコールを除去する方法です。アルコールの沸点

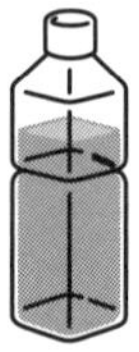

Why are top business people care about their drinks ?

（78℃）は水より低いので、加熱という方法で割と簡単にアルコールの除去はできます。

ノンアルコール飲料の正体

ノンアルコールビールには甘みがありません。砂糖が加えられていないため、カロリーが少なく、カロリーを気にしている人にはオススメです。

ノンアルコールワインは、ワインからアルコールを除いたものです。実際に飲んでみると、「ブドウジュースと一緒やん」というのが私の感想でした（メーカーさん、ごめんなさい）。こちらはノンアルコールビールと違ってカロリーがあります。サントリーの『ワインの休日（赤）』は1缶（350ml）当たり67キロカロリー、キリンのものはカロリー非公表です。

ノンアルコール酎ハイについては、「そもそも蒸留酒のノンアルコールタイプっていったい何なんだ」という素朴な疑問が私には浮かびました。結論から言うと、酎ハイに似せた炭酸飲料です。味も香りも、そして見た目も容器も酎ハイに似せてあります。子どもが飲んでも大丈夫なはずですが、やはり大人向きの味にしてあるようです。カロリーはゼロのものが多いです。ただし、梅酒タイプのものは砂糖で味付けをしてあるものもあり、カロリーはそれなりにあります。たとえば、チョーヤの「酔わないウメッシュ」は1缶（350ml）当たり130キロカロリーです。砂糖の代わりに人工甘味料を使ってあるものは当然カロリーが低いです。

昔ながらの正統派ノンアル「甘酒」

昔ながらの正統派ノンアルコール飲料が甘酒です。甘酒は米に麹菌を作用させ、米のデンプンを糖（麦芽糖です）に分解したものです。この方法だとアルコールは産生されないので、甘酒は自宅で自由につくって構いません。米のデンプンがすべて麦芽糖に変わっているわけではありません。麹菌のアミラーゼ（デンプンの分解酵素）がデンプンの長い構造の所々を切り、その結果、短いながらもさまざまな長さの糖ができます。これをオリゴ糖と言います。オリゴ糖よりも短い糖が麦芽糖です。このように甘酒は麦芽糖だけでなく、さまざまな長さのオリゴ糖も含んでおり、これらのオリゴ糖はブドウ糖に比べて消化吸収に多少の時間がかかります。したがって、**甘酒の糖分はブドウ糖に比べて腸からの吸収時**

間がそれなりに長くなり、これは血糖値の変動から見るといいことです。

水飴のつくり方もほぼ同じ原理です。水飴の場合は麹菌ではなく麦芽などが持つアミラーゼを利用して麦芽糖をつくります。

植物は通常アミラーゼを持っています。身近な野菜ではダイコンやニンジンなどが強いアミラーゼ活性を示します。ダイコンやニンジンをデンプンに上手に作用させると水飴ができます。たとえば、おかゆに大根おろしを混ぜて65℃でひと晩置くと、おいしさは別として、とにかく水飴ができます。65℃の温度管理がちょっと難しいですが、お子さんの夏休みの自由研究にぜひどうぞ。

09 眠ってはいけないとき、目を覚ましたいとき

飲み物で眠気を覚ますには

仕事中や会議中にとても眠くなることってありますよね。そうした場合はとにかく目を覚ますのが最優先です。強い刺激があれば一瞬は目が覚めます。キンキンに冷えたものや強い炭酸水だと一瞬びっくりして目が覚めます。加えてカフェインが追加されると、しばらくの間は興奮状態が続きます。ということで、眠ってはいけないときはエナジードリンクやお酢飲料がオススメです。

仮眠をとるのが一番ですが、そうもいかない場合がほとんどでしょう。幸い日本の会社ではデスクワークや会議中にペットボトル飲料を飲むことに対しては、抵抗感があまりないようです。遠慮せず、どんどん飲みましょう。

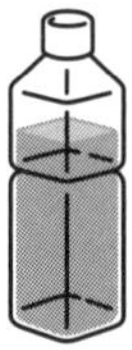

Why are top business people care about their drinks ?

エナジードリンクはどれを選べばいい？

最近、流行りのエナジードリンクには、実は明確な定義や基準がありません。メーカーが勝手に、眠気を吹き飛ばして元気が出そうな飲料をエナジードリンクと自称しているだけです。エナジードリンクは食品なので、「リポビタンD（医薬部外品）」のように「滋養強壮」などを謳えません。そこでエナジードリンクという新しい名称の食品グループをつくり、滋養強壮に効果がありそうなイメージを持たせているようです。ただし、所詮は食品なので、健康向上にはあまり期待しないほうがいいでしょう。

エナジードリンクは炭酸入りの場合、非常に強い炭酸にしてあるものが多いようです。**カフェインだけでなく、ハッカ、アミノ酸、ビタミン、高麗ニンジン、ガラナなどを含んだものも多く、これらの成分から「滋養強壮」的な雰囲気を出し、それを売りにしているようです。**また、高麗ニンジンやガラナなどは、頭を元気にするというよりは、下半身を元気にする目的を強調しているようです。

このように眠気覚ましの飲料には、食品や医薬部外品、さらには医薬品まで、さまざまなものがあります。当然、その効果は、**基本的に「医薬品＞医薬部外品＞食品」の順にな**

ります。食品ドリンクの長所のひとつは、近くのコンビニですぐに手に入るという点です。

眠気覚ましの能力を短絡的に比較できる成分にカフェインがあります。カフェイン量だけで効果が決まるわけではありませんが、一応の目安にはなります。よく飲まれているエナジードリンクのカフェイン量などを図表2－4にまとめました。図表のカフェイン量は1本当たりの含有量であり、濃度ではないことに注意してください。眠気覚まし効果やリフレッシュ効果がありそうな飲み物は、ノンカフェインのものも挙げてあります。著者の個人的判断による評価も入れておいたので、選ぶ際の参考にしてください。

会議に臨むにあたり、とにかく一時的に目を覚ましたいときの私の結論は、「眠眠打破」の一択のような気がします。その理由はカフェイン量が多く、コンビニでよく見かけるからです。つまり、常温でも飲め、かさばらず、持ち運びやすく、かつ思い立ったときに近くの店ですみやかにゲットできる点は大きな長所だと思っています。

図表2－4　エナジードリンクのカフェイン量

メーカー	商品名	容量	1本当たりの カフェイン量	会議の 眠気覚まし	夜の 子づくり前	滋養強壮 ・疲労回復
エスエス製薬	エスタロンモカ	30ml	150mg	◎	○	○
アサヒ	モンスターエナジー	355ml	142mg	○	○	
常盤薬品	眠眠打破	50ml	120mg	◎	○	
富永貿易	サバイバー エナジードリンク	250ml	120mg	○	○	
大鵬薬品	チオビタ・ドリンク	100ml	100mg	◎	○	○
ハウス	メガシャキ	100ml	約100mg	◎	○	
レッドブル	レッドブル	250ml	80mg	○	○	
大正製薬	リポビタンD	100ml	50mg	○		○
チェリオ	ライフガード	500ml	40mg			
サントリー	デカビタC	210ml	10mg			
コカ・コーラ	リアルゴールド	190ml	0mg			
大塚製薬	オロナミンC	120ml	0mg			
	一般のコーヒー	100ml	60mg	○	○	
	一般の玉露	100ml	160mg	◎	○	
	一般の煎茶	100ml	20mg			
	一般の紅茶	100ml	30mg			

一般のコーヒー、玉露、煎茶、紅茶のカフェイン量は家庭で普通に煎れた場合、◎○の評価は著者の個人的判断。「夜の子づくり前」の評価はPART 2の19も参考にしてください

出典：商品ラベルおよび各社ホームページ、文部科学省「日本食品標準成分表2020年版（八訂）」

10 ストレスを感じて イライラしているとき

炭酸水のリラックス効果

イライラしているときは、炭酸水を飲むと落ち着けます。某飲料会社の実験では「炭酸水を飲んだあとにリラックス感が増した」という結果が出たそうです。

その詳細なメカニズムはわかっていませんが、二酸化炭素（炭酸ガス）が副交感神経を優位にさせた結果、リラックスできたのだと思われます。私の想像では、溶け込んでいた二酸化炭素が胃のなかで発泡して胃を膨らませ、胃の神経を刺激して副交感神経を活発化させたのだと思います。また、胃のなかの二酸化炭素は胃腸で吸収されて血液中に溶け込んだあと、最終的には肺から呼気中に捨てられますが、効率よく余計な二酸化炭素を捨てるために呼吸が深くなり、その呼吸運動が副交感神経を活発化したのでしょう。エビデン

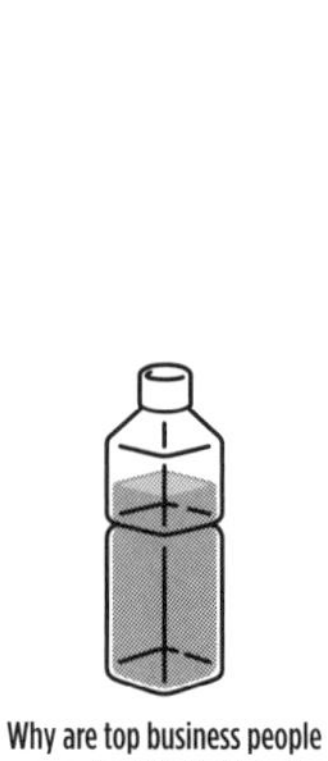

スはありませんが、医学理論的にはつじつまが合います。

リラックス効果は持続しない？

炭酸水は基本的に、普通の水に二酸化炭素を物理的に溶かし込んだだけのものです。通常は普通の水に二酸化炭素をブクブクさせてつくります。家庭用の小さな二酸化炭素ボンベも市販（通常はレンタル）されており、個人でも簡単に炭酸水をつくることができます。単なる水よりも飲みやすいと感じる人は多いようです。

炭酸は酸ではありますが、pHは5～6程度で酸性度は決して高くありません。自然のミネラルウォーターにも発泡性のものがあります。世界的に有名なのはフランスの「ペリエ」という発泡性のミネラルウォーターですが、これは現地で水と二酸化炭素を別々に採取して、工場で両者を混ぜ合わせってつくっています。おそらく加熱殺菌処理の必要性があったからだろうと想像しています。

炭酸水を飲んだ直後は確かにリラックス効果がありそうです。しかし、長期的な効果はハッキリしていません。**非炭酸水よりも体にいいというのは言い過ぎでしょう。**

11 残業続きで疲労回復したいとき

疲労回復には豆乳

体力的な疲労を回復したいとき、摂るべき重要な栄養素はたんぱく質です。ただし、たんぱく質が疲労回復に効果を発揮するまでには多少時間がかかります。即効性の疲労回復には糖分です。つまり、たんぱく質をたくさん含んでいて、さらに糖分を少量含んでいれば、残業続きの疲労回復に非常に適した飲料になります。

具体的な飲み物としては豆乳と牛乳ですね。どちらも似たようなものですが、草食系の人には豆乳、肉食系の人には牛乳をオススメします。牛乳の詳細はＰＡＲＴ２の13で説明します。

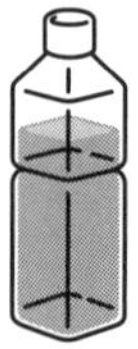

豆乳は大豆からつくります。砕いた大豆の煮汁を濾《こ》すと、液体と固体に分けられます。液体が豆乳、固体がおからです。自宅で割と簡単につくることができます。その概略を説明すると、大豆を水に浸し、ふやけた大豆をミキサーで砕き、それを煮たあと、布巾で絞ります。絞り液が豆乳、布巾のなかに残った残渣《ざんさ》がおからです。

市販の豆乳には、大豆固形分（ほぼたんぱく質と思ってよい）の含有割合によって「豆乳（無調整豆乳）」「調製豆乳」「豆乳飲料」の3種類があります。「豆乳」は原料に大豆以外のものを使用せずに、大豆固形分が8％以上のものです。「調製豆乳」は豆乳に砂糖などの調味料を加えて飲みやすくしたもので、大豆固形分は6％以上必要です。「豆乳飲料」はたんぱく質が少なく、「果汁入り」に分類されるものもあります。薄いとドロドロ感がなくなるので、粘着剤（「糊料《こりょう》」と表記）を加えてあることもあります。糖を加えて甘くしてあるものも多いようです。

豆乳を温めると表面に膜が張ります。この膜が「湯葉」です。また、豆乳にニガリ（塩化マグネシウム）を加えると豆腐ができます。もちろん、市販の豆乳からでも、湯葉や豆腐をつくることができます。

豆乳と牛乳はどちらが体にいいか

「牛乳は体に悪く、豆乳は体にいい」と短絡するのは間違いです。どちらも一長一短があります。豆乳と牛乳の含有成分の大きな違いは、たんぱく質の種類が異なることはもちろんですが、**豆乳にはイソフラボンと鉄分が多く含まれており、牛乳にはカルシウムとビタミンAが多く含まれている**ことです。

イソフラボンは女性ホルモンに似た作用を示す成分です。女性ホルモンですから、その摂取には賛否両論があります。ただし、「否」の意見は、豆乳ではなくイソフラボンサプリメントに対してのものも含まれており、イソフラボン含有量がケタ違いに多いサプリメントの話を、豆乳や豆腐、納豆、味噌にそのまま適用するのはよくないと私は思っています。正しいかどうかは別にして、思春期の男子や妊娠中の女性が毎日飲むなら、１日２００mlくらいにしておくのが無難という意見はあります。いずれにしろ、実際のところは、たまに飲む分にはまったく気にしなくて大丈夫でしょう。

「否」の意見ばかり取り上げてしまいましたが、**豆乳は女性ホルモンが不足気味の女性にとって非常に適した飲み物であることは間違いありません。**女性は豆乳をどんどん飲みましょう。

豆乳と牛乳のたんぱく質の含有量はほぼ同じです。含まれているたんぱく質の種類は異なりますが、**どちらもアミノ酸スコア（たんぱく質の栄養価を示す指標）が１００という、非常に良質なたんぱく質です。**豆乳は大豆たんぱく（ソイプロテイン）、牛乳はホエイたんぱくとカゼインたんぱくを含んだ飲み物です。筋トレが趣味で、運動後に摂取するたんぱく質の種類にこだわりたい人は、目的に応じて豆乳と牛乳を飲み分けてください。たんぱく質の詳細はＰＡＲＴ２の13をご覧ください。

豆乳と牛乳は脂質の含有量やカロリーはほぼ同じですが、含まれている脂肪の種類はかなり異なります。豆乳には不飽和脂肪酸が多く、必須脂肪酸摂取の一助となります。一方、牛乳には飽和脂肪酸とコレステロールが含まれています。脂肪の総量が気になる人は、カロリー低減タイプの豆乳や低脂肪牛乳を飲めば、脂肪の細かい種類も気にする必要がなくなります。豆乳と牛乳は、脂肪の種類よりもカロリーを気にしましょう。なお、調製豆乳や豆乳飲料は甘味がつけてあり、カロリーがそれなりに高いので、その点は要注意です。

豆乳は乳糖を含んでいないので、乳糖不耐症で牛乳があまり飲めない人や、牛乳にアレルギーがある人には非常にオススメです。

植物性ミルクは牛乳とは無関係

豆乳に少し似ている「アーモンドミルク」「オーツミルク」「ライスミルク」といった植物由来の白い飲み物も売られています。豆乳の「大豆」をほかの植物に置き換えたようなものです。見た目と名前は牛乳によく似ていますが、これらはミルク、つまり牛乳とはまったく関係ありません。私は、「〇〇ミルク」という商品名には名称詐欺的なニオイを感じています。「〇〇ミルク」を牛乳の仲間だと誤解して購入している人はそれなりにいると想像しています。その点、グリコは「アーモンド効果」と誤解を避ける商品名を付けているので好感が持てます。

植物性ミルクの正体を簡単に説明すると、その植物を砕いて水を加え、甘い味をつけた飲み物と言えます。そのため、成分は食物繊維が多く、たんぱく質とカルシウムは少ないといった特徴があります。カロリーは添加した糖の量次第で、高いものから低いものまで幅があります。植物なのでコレステロールは最初からゼロです（ＰＡＲＴ３の03参照）。

もし、正統派の「アーモンドミルク」を飲みたかったら、固形のアーモンドを食べながら同時に牛乳を飲めば、本物の「アーモンドミルク」を飲んだことになります。

栄養ドリンクで疲労回復

疲労回復には栄養ドリンクという手もあります。多種多様な栄養ドリンクがありますが、その主成分は、①タウリン、②ビタミン、③カフェイン、④その他——のようです。①タウリンは肝臓を助けると思ってください。お酒を飲んで疲れたときに適しています。②ビタミンは代謝を助けます。肉体的に疲れたときに適しています。③カフェインは精神的に疲れたときに適していますが、脳を興奮させて疲労感をゴマかしているだけとも言えます。④その他の代表には漢方薬や乳酸菌があります。

いずれにしろ、1本飲んだからといって疲労が完全消滅することは期待しないほうがいいでしょう。まあ、どれも気休めですね。この手のドリンクで、最も重要で効果的なのは「効くはずだ」という本人の思い込みのようです。

私が飲んだ多数の栄養ドリンクのなかで、最も効いた感じがしたのは、「タフマンスーパー」でした。おそらく、「高麗人参1000㎎に加え、さらに数種類の人参エキスなどが入っている」というラベルを見たことが、私の「効くはずだ」という思い込みに火を付けたのだと思います。しかも、価格も高くなく、コスパ的にもオススメです。

12 運動や真夏の外回りで汗をかいたとき

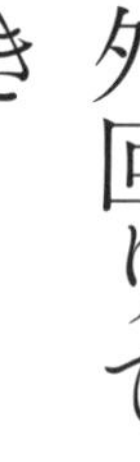

Why are top business people care about their drinks ?

汗をかいたときの飲み物

汗をかいたら当然、その分の水分補給が必要です。汗にはナトリウムも含まれていますが、**一般的なビジネスパーソンの外回りやスポーツジム内での運動程度なら、発汗量は大したことがないのでナトリウム補給は不要です。**つまり、大量の汗をかかない限り、水だけ補給すれば十分だということです。

普通の水が飲みにくい場合は、少し味がついていると飲みやすくなります。たとえば、炭酸水、お茶、麦茶など、食塩と糖が入ってない飲み物なら何でも構いません。

ガチな運動や炎天下の長時間作業などで大量に汗をかく場合は、発汗量に応じて水だけでなく食塩の補給も考慮してください。運動や作業が①1時間以上続く、②暑熱環境下

（熱中症のリスクが存在する環境）、③１Ｌ以上の汗をかく――の３つのうちのどれかに該当する場合は、熱中症になりやすいので注意してください。重要なのは早めの水分補給を心がけることです。運動や作業のメニューをつくるときは、途中に水分補給タイムを入れることを忘れないでください。

体温が著しく上がる可能性がある場合は、氷入りドリンクよりもさらに温度の低い「アイススラリー（シャーベット）」をオススメします。「ポカリスエット」にもアイススラリーがあります。

スポーツ飲料に含まれる塩

スポーツ飲料は、人の体液組成を参考にして、脱水補正のためにつくられた塩水です。食塩だけだと味的にとても飲めたシロモノではないので、糖や炭酸を加えて飲みやすくしてあります。そのため、カロリーはそれなりに高くなっています。

ナトリウムが多いので高血圧の人には向きません。降圧薬服用中の人は飲まないほうがいいでしょう。糖が入っているので糖尿病の人にも向かず、糖尿病の薬を使っている人は

飲んではいけません。

スポーツ飲料はコーラと同様、最初のひと口がさわやかです。ブドウ糖も含有されており、ブドウ糖の摂取により一瞬元気が出ます。運動パフォーマンスの面から見ると、確かに飲んだ瞬間だけ瞬発力は上がるかもしれません。しかし、スタミナ維持という点から考えると、運動中にブドウ糖をずっと飲み続けるのは、必ずしもいいとは言えないようです。

価格は同じ容量の普通のミネラルウォーターやお茶に比べ、やや高めに設定されているようです。安く済ませたい人には自作をオススメします。たとえば、薄めの食塩水に適宜オレンジジュースを加えると、ほぼ同じモノを安く自作できます。ご参考までに、ス

COLUMN ❸

熱中症対策用自作飲料のレシピ

まず、2Lの空ペットボトルに水道水を4分の3～5分の4程度（適当でよい）と、食塩約3～6g（小さじ2分の1～1杯、適当でよい）を入れて溶かしておきます。これとは別に、500mlのオレンジジュース（未開封）を用意しておきます。

熱中症が疑われたときは、このオレンジジュースを2Lペットボトルに適量入れて混ぜて飲みます。量はすべて適当で構いません。オレンジジュースがない場合は砂糖適量（大さじ2杯程度、適当でよい）とレモン香料（なくてもよい）で代用します。

大量の塩水は甘い味を付けないと、とても飲めたものではありません。熱中症の可能性はなく、単に軽く汗をかいてのどが渇いただけなら、塩分は過剰に摂らないほうがいいので、水道水や麦茶で十分です。

ポーツドリンク数種類と、生理食塩水（病院で使う点滴用リンゲル液もほぼ同じ成分）、血液の成分一覧表を掲載します（図表2－5）。

経口補水液とスポーツ飲料の違いは？

経口摂取ができなかったり、下痢や嘔吐が続いたりする患者は脱水を起こします。通常、このような病人に対しては、脱水の予防や補正として点滴をします。点滴ボトル内の液体を血管内に直接注入するわけです。しかし、点滴には手間もコストもかかります。それなら点滴ボトルと似た液体を飲ませれば手間もコストも安く済んで効果は同じじゃないかという考え方が経口補水液の根本にあります。

口から水を補給したい場合、何も含んでいない純粋な水よりも、食塩とブドウ糖が少し入っている液体のほうが水分は腸から早く吸収されます（Nose et al. Am J Physiol.251：R492-R498,1986）。このような発想からつくられたものが経口補水液です。つくってみたら、結果的にスポーツ飲料とよく似た飲み物になってしまいました。発汗も下痢もどちらも脱水なので、当然と言えば当然です。

図表2－5　スポーツ飲料1本（約500ml）当たりの成分

商品名	容量（ml）	糖（g）	カロリー（kcal）	食塩相当量（g）	カリウム（g）	カルシウム（g）	マグネシウム（g）	特徴
ポカリスエット	500	31	125	0.6	0.1	微量	微量	カロリー高い
アクエリアス	500	24	95	0.5	微量	0	微量	カロリー高い
キリンラブズスポーツ	555	19	78	0.7	0	0	0	アミノ酸微量
OS-1	500	13	50	1.5	0.4	0	微量	熱中症気味のときにはよい
ヴァームスマートフィットウォーター	500	4	14	0.5	微量	微量	微量	アミノ酸微量、筋トレ向き
生理食塩水	500	0	0	4.5	0	0	0	かなりしょっぱい。点滴用リンゲル液もほぼ同組成
血液（血漿）	500	0.5	－	4.2	微量	微量	微量	たんぱく質や脂質も含んでいる

微量：飲料としては無視できる量

出典：商品ラベルおよび各社ホームページ

そもそも、スポーツ飲料のコンセプトは、健康な人が対象で運動による脱水の補正です。一方、経口補水液のコンセプトは、病人が対象で病気による脱水の補正です。ということで、両者の成分には微妙な違いがあります。両者の違いを簡潔に述べると、スポーツ飲料は糖が多め、経口補水液はナトリウムが多めです。

結論としては、スポーツ飲料も経口補水液も似たようなものです。強いて違いを挙げるなら、スポーツ飲料は軽度の脱水向け、中等度の脱水には経口補水液のほうがベターといったところでしょうか。

ゼリー飲料のメリット

ゼリー飲料は、飲料にゲル化剤を加えて形状をゼリー状にしたものです。内容も、スポーツ飲料を単にゼリー状にしただけのようなシンプルなものから、ビタミンやアミノ酸、食物繊維などを加えたものまで、さまざまな種類が売られています。スポーツ選手向けに特化したエネルギー補給用のゼリー（ジェル）もあります。

ゼリー飲料として最も有名なのは「インゼリー」でしょうか。私は「ウイダーインゼリー」と認識していたのですが、２０１８年に名前が変わっていました。これは森永とウイダー社との提携が終了したことによる名称変更のようです。マーケティング的には、商品の認知度を落とさずに名称変更に成功した代表例のようです。

ゼリー飲料には２つの大きな特徴があります。ひとつは水分が少なめ、もうひとつはむせにくく飲み込みやすいということです。また、ゼリー飲料は水分が少ないので、液体飲料のようにチャポチャポしないし、コンパクトなので持ち運びには便利です。自分で飲料を持ち運ばないといけない長距離走やロードバイクの愛好家には、ゼリー飲料を好む人が多いようです。コンパクトさに加え、運動を中断することなく水分やエネルギーを補給できること、体を動かしながらでも飲み込みやすいことが理由として大きいようです。

釣りやゴルフのようなスポーツでは、近くにトイレがなく長時間トイレに行けないことが多々あります。休憩が取りにくい仕事も同様です。**オシッコ量をあまり増やしたくない場面ではゼリー飲料が適しています。**

同様に、脱水よりものどの渇きがメインのとき、すなわち、のどを潤すのが主な目的のときにもゼリー飲料は適しています。これは冬場や冷房がガンガン効いた環境下での仕事や運動が相当します。低温下での活動では汗をあまりかかないので、その分オシッコの量が多くなるからです。逆に言うと、大量の汗をかいて脱水が顕著なときは、ゼリー飲料だけでは水分補給が不十分になりやすいです。脱水の可能性がある場合は、適切な飲料をチョイスして正しく水分を摂取しましょう。

液体をゼリー状にすることの最大の長所は、水に比べてむせにくく飲み込みやすいということです。ぐったりした病人への経口水分補給や、むせやすい高齢者用の介護食として、病院や老人ホームなどで昔からよく使われていました。介護食作成の基本のひとつが、「味噌汁やお茶などの液体にはトロミを付ける」です。

昭和時代の「運動中は水を飲むな！」の理由

昭和時代は、運動部の練習中は水を飲んではいけませんでした。炎天下、きつい練習でのどがカラカラでも水は飲ませてもらえませんでした。指導者は「根性！」ということで、選手たちはのどの渇きを我慢しながら、ヘビーな練習に耐えていました。いま振り返ってみて、冷静に医学的な面から考えると、かなり理不尽です。なぜ、こんな無茶なことがまかり通っていたのでしょうか？

戦前の日本軍の訓練項目に「水を飲まない訓練」があったそうです。外地での戦いでは、生水は飲めないし、輜重《しちょう》（補給のこと）もあてにならない場合が多々あります。そういう過酷な環境に慣れさせておくために、飲水せずに戦い続ける訓練をしたそうです。口渇感や脱水に対して少しは耐性がついたでしょうし、根性は大いに鍛えられたと思われます。

戦後は全国の学校でスポーツが奨励されました。新制学校の体育の先生や学校スポーツの指導者には軍隊経験者が多くいて、自分たちの経験から生徒たちに「水を飲まないで練習すること」を強制しました。つらい練習に耐えて根性がついた生徒たちは試合でそれなりにいい成績を残し、その生徒たちがやがて指導者になって、また同じことをくり返していたというのが真相のようです。昭和の運動部の考え方には、競技力向上は精神鍛錬・根性育成の上に成り立つという思想が根本にあったようです。

ちなみに、いまの自衛隊では、一般隊員には「水をまったく飲まない訓練」をしないそうです。しかし、１日の行動で使う水を水筒１本（約９００ml）だけですべてまかなうという訓練はあるそうです。なお、米軍では、兵隊への１日の水の配給量は水筒２本分だそうです。これは、想定活動地域が日本国内と全世界という差のせいでしょう。

13 運動後やお腹が空いたとき

空腹感のごまかし方

空腹感と満腹感は脳で感じ取っています。空腹が続くと胃からグレリンというホルモンが出て、そのホルモンが脳に空腹感を生じさせます。食事をすると、今度は脂肪組織（脂肪細胞）からレプチンというホルモンが出て満腹感を生じさせます。これらのホルモンは血糖値の高低によっても分泌量が変化します。つまり、空腹感の発生には、血糖値も関与しています。

空腹感が強過ぎるときは、甘い飲み物を飲んで糖を少しだけ補給してあげると、空腹感をある程度抑えることができます。このとき、甘い飲み物を飲み過ぎると糖の補給が過剰になり、ややこしい反応を引き起こすので、飲み物の量は多過ぎないことが重要です。当

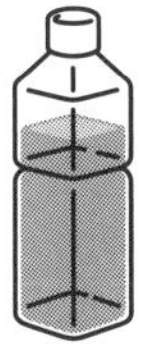

Why are top business people care about their drinks ?

然ながら、急激な血糖値の上昇は避けたいので、食物繊維も一緒に摂るのがベターです。具体的には「甘い野菜果物ジュースを数口飲む」ですね。とりあえず、当面の空腹感はジュースでごまかしましょう。

飲み物の話から少し逸れますが、血糖値を一瞬上げる裏ワザとして、アドレナリンを出させるという手があります。アドレナリンは血糖値を上昇させる作用を持つホルモンで、運動したり緊張したりすると分泌されます。そのため、スクワットやその場で足踏みダッシュ運動などをやれば、空腹感を一瞬ゴマかすことができます。ただし、アドレナリンは数分しか効果が続かないので、その間に次の手を打つ必要はあります。

一時しのぎではなく、**キチンと空腹感を消したいのなら、たんぱく質を摂取します。**たんぱく質をたくさん含んだ飲み物は、プロテイン飲料と牛乳です。牛乳は温めたほうが飲み干すのに時間がかかるので、その分、満足感が得やすくなります。では、プロテイン飲料と牛乳について説明します。

運動後のプロテイン飲料

運動すると体のなかに存在する糖質、脂肪、たんぱく質（英語でプロテイン）のどれかをエネルギー源として消費します。ビジネスパーソンとしては脂肪を燃焼してほしいですよね。そのためには運動前は食事を摂らないほうがいいです。**運動は空腹時にするほうが脂肪を燃焼しやすいことがわかっています**（Havel et al. J Clin Invest 42:1054-1063, 1963）。

運動後は筋肉が傷ついているので、その修復のためにたんぱく質をなるべく早く補ってあげる必要があります。運動直後にステーキを食べるのはあまり現実的ではないので、ここは飲み物でたんぱく質を補給しましょう。たんぱく質をたくさん含んだ飲み物はプロテイン飲料です。運動に熱心な人が筋肉増強の目的でよく飲んでいます。市販のプロテイン飲料もありますが、牛乳などに自分でたんぱくパウダーを加えて飲んでもいいでしょう。

プロテイン飲料の材料としてよく使われているものに、ホエイ、カゼイン、大豆（ソイ）、卵白などがあります。ホエイとカゼインは牛乳に含まれるたんぱく質です。牛乳に含まれるたんぱく質の割合は約20％がホエイ、約80％がカゼインです。ホエイは吸収が速いのが特徴で、運動後の筋肉回復に適しています。カゼインは吸収が遅いのが特徴で、血中アミノ酸濃度を長時間高く保てるので、筋肉のメンテナンス向きと言えます。牛乳からヨーグルトをつくるとき、乳酸菌がつくる酸で白く固まったのがカゼイン、固まらずに透明な液として上部に溜まっているのがホエイです。

ホエイは吸収速度が速いことから運動直後のたんぱく質摂取にホエイを勧めているスポーツ関係者は多いです。しかし、この理論の元となった実験結果をよく見ると、摂取40分後におけるホエイとカゼインの血中アミノ酸濃度の差は3割程度です(Boirie et al. Proc Natl Acad Sci USA, 94:14930–14935, 1997)。ということは、摂取40分後だけに関して言えば、ホエイの3割増しのカゼインを摂取すれば同じだということです。

別な言い方をすると、40分後の血中アミノ酸濃度は、カゼインはホエイの3割減だということを納得してカゼインを摂取すればいいということです。3時間以降は血中アミノ酸濃度が逆転してカゼインのほうがホエイより高いので、長い目で見るとどっちも同じということになります。

大豆や卵白をカゼインと比較検討した実験結果は見つからなかったのですが、経験的にこの三者は似たようなものでしょう。結論は、**運動直後に飲むプロテイン飲料はホエイがベストですが、ほかのたんぱく質でも少し多めに飲めば同じ**ということです。

プロテイン飲料の価格

プロテイン飲料の価格は結構高めです。たんぱく質の摂取が目的でコスパを重視するなら通常は牛乳で十分だと思います。食品業界的には、大豆、ホエイ、カゼイン、卵白はいずれも余剰気味の材料になっています。そのため、プロテイン飲料の原料費がそこまで高いとは私には思えません。実際にたんぱく質の量をおおまかに比べてみると、「ザバス」は１本約１６５円で15ｇ、牛乳は５００ml約１５０円で19ｇ、鶏卵２個約50円で全卵15ｇ（卵白だけなら９ｇ）。納豆２パック約70円で15ｇです。さあ、あなたならどれを選びますか？　もし、牛乳だけではたんぱく質が不足だと思うなら、コスパ的には自作のゆで卵の白身の追加がオススメです。

たんぱく質はアミノ酸の結合体です。中身をたんぱく質ではなくアミノ酸にした飲料はさらに高価となります。一般の人は特殊なアミノ酸をあえて経口摂取する必要はなく、普通のたんぱく質で十分です。なぜなら、たんぱく質は腸で消化されて結局、アミノ酸になるからです。「分岐鎖アミノ酸（BCAA）」は筋肉中のアミノ酸の約3分の1を占めるので、筋肉にとっては非常に重要です。ホエイは分岐鎖アミノ酸を多く含んでいます。分岐鎖アミノ酸へのこだわりがそれほど強くなければ、ホエイで十分代用可能だと思います。

プロの運動選手やオリンピックで金メダルを目指しているような本格派アスリートなら、1gや0・1秒のような微細な違いが重要なので、アミノ酸飲料にこだわるのは理解できます。しかし、一般のビジネスパーソンにとってのたんぱく質やアミノ酸の摂取には、そこまでの厳密性は不要で、牛乳プラスゆで卵のような大雑把な考え方で十分でしょう。車にたとえると、F1マシンには高級ハイオクガソリンが必須ですが、買い物用のファミリーカーにはレギュラーガソリンで十分です。買い物にしか使わないファミリーカーにハイオクガソリンを入れてもその性能は引き出せません。

牛乳にはさまざまな種類がある

ひとつの食品のなかにすべての栄養素が含まれ、その食品ひとつだけを食べればすべて

図表2－6　母乳の分泌機序

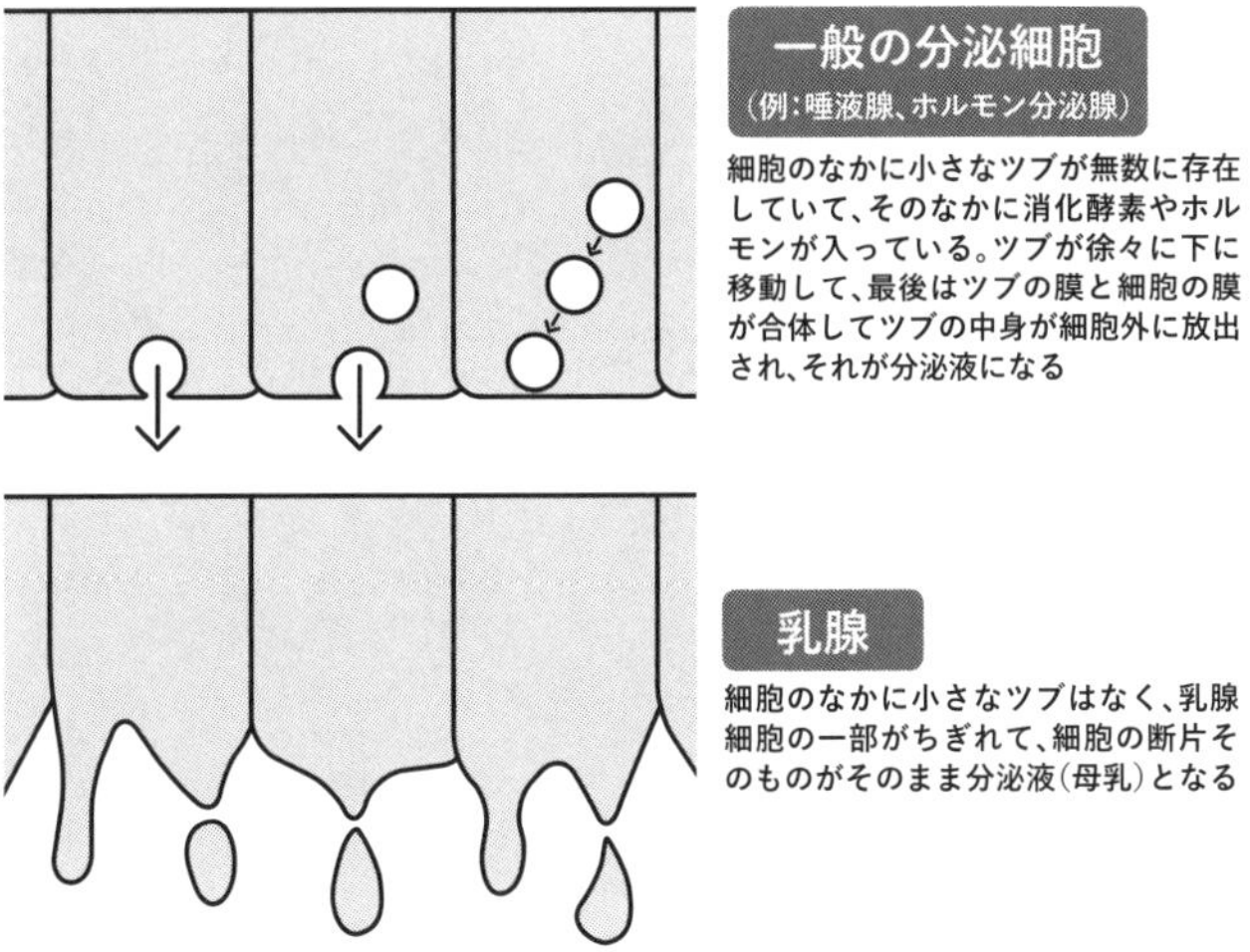

の栄養をカバーできる食べ物、すなわち、ほかの食品を一切摂る必要のない食べ物を「完全栄養食品」と言います。そんな夢のようなすばらしい食べ物は現実にあるのでしょうか。実はこの世の中にひとつだけ存在します。それは乳児に対する母乳です。

赤ん坊は母乳さえ飲んでいれば、あとは何も食べなくてもちゃんと元気に成長していけます。母乳って神秘的だと思いませんか？　実は、母乳は乳腺細胞からのいわゆる分泌液ではなく、乳腺細胞そのものの一部がちぎれたものです（図表2－6）。唾液腺やホルモン分泌腺などとはまったく異なった分泌様式です。母親は子どものために自分の細胞をちぎっては投げ、ちぎっては投げしているのです。つまり、母乳は母親の細胞の断片の集まりなのです。母親はまさに自分の身を削って子どもを育てているわけで、母乳には母親の愛を感じますね。

子牛にとっての母乳が牛乳です。市販の牛乳は1種類ではなく、いくつかの種類があります。たとえば、「牛乳」と表示されているものは乳脂肪分の量により4種類に分けられます。これにさらに「加工乳」と「乳飲料」とがあります。それぞれの定義と特徴は、図表2－7をご覧ください。

まず、牛から搾っただけの乳を「生乳《せいにゅう》」と言います。生乳を加熱殺菌しただけのものを「［種類別］牛乳」と言います。私たちが「手を加えてない普通の牛乳」と思っているものが、この「［種類別］牛乳」です。生乳に何かを加えたり除去したりという操作はしてありません。生乳から脂肪分を除去したものは、残存脂肪量により「成分調整牛乳」「低脂肪牛乳」「無脂肪牛乳」に分けられます。

生乳に乳製品（脱脂乳、脱脂粉乳、濃縮乳、クリーム、バターなど）を加えたものを「加工乳」と言います。そして、生乳に乳製品以外のもの（たとえば、カルシウム、鉄、ビタ

図表2－7　牛乳の種類

分類①乳脂肪分による分類

種類	材料	乳脂肪分	無脂乳固形分*1	特徴	価格*2
［種類別］牛乳*3	生乳100%	3.0%以上	8%以上	「牛乳」と称してよい	高 ↑
成分調整牛乳		1.5%以上			
低脂肪牛乳		0.5～1.5%			
無脂肪牛乳		0.5%未満			
加工乳	—	—		「牛乳」と称してはいけない	
乳飲料	—	乳固形分3.0%以上*4			↓ 低

＊1　要するにたんぱく質のこと
＊2　一般的な傾向を示す。例外多数あり
＊3　成分無調整牛乳のこと。最も生乳に近い。紙パックには切欠きが入っている
＊4　脂肪とたんぱく質を合わせた量のこと。コーヒーやジュースに牛乳を混ぜた場合、これが3%以上になったものは乳飲料に分類される

分類②殺菌方法による分類

種類	温度と時間	特徴	価格*1
高温殺菌*2	120～150 ℃ で2～3秒	胞子も殺せる。9割以上はこの方法	低
低温殺菌	基本は63℃ で30分*3	有害菌は殺せるが、胞子までは殺せない	高

＊1　一般的な傾向を示す。例外多数あり
＊2　この牛乳を無菌的に厚い容器に入れて常温保存可能にしたのがLL牛乳
＊3　いろいろなバリエーションあり

分類③ホモジナイズ処理の有無による分類

種類	ホモジナイズ処理の有無	特徴	価格*
ホモジナイズド牛乳	有	常に一定の商品を供給できる。9割以上はこれ	低
ノンホモジナイズド牛乳（ノンホモ牛乳）	無	容器の上部にクリーム層ができる	高

＊　一般的な傾向を示す。例外多数あり

図表2－8　牛乳パックの「切欠き」

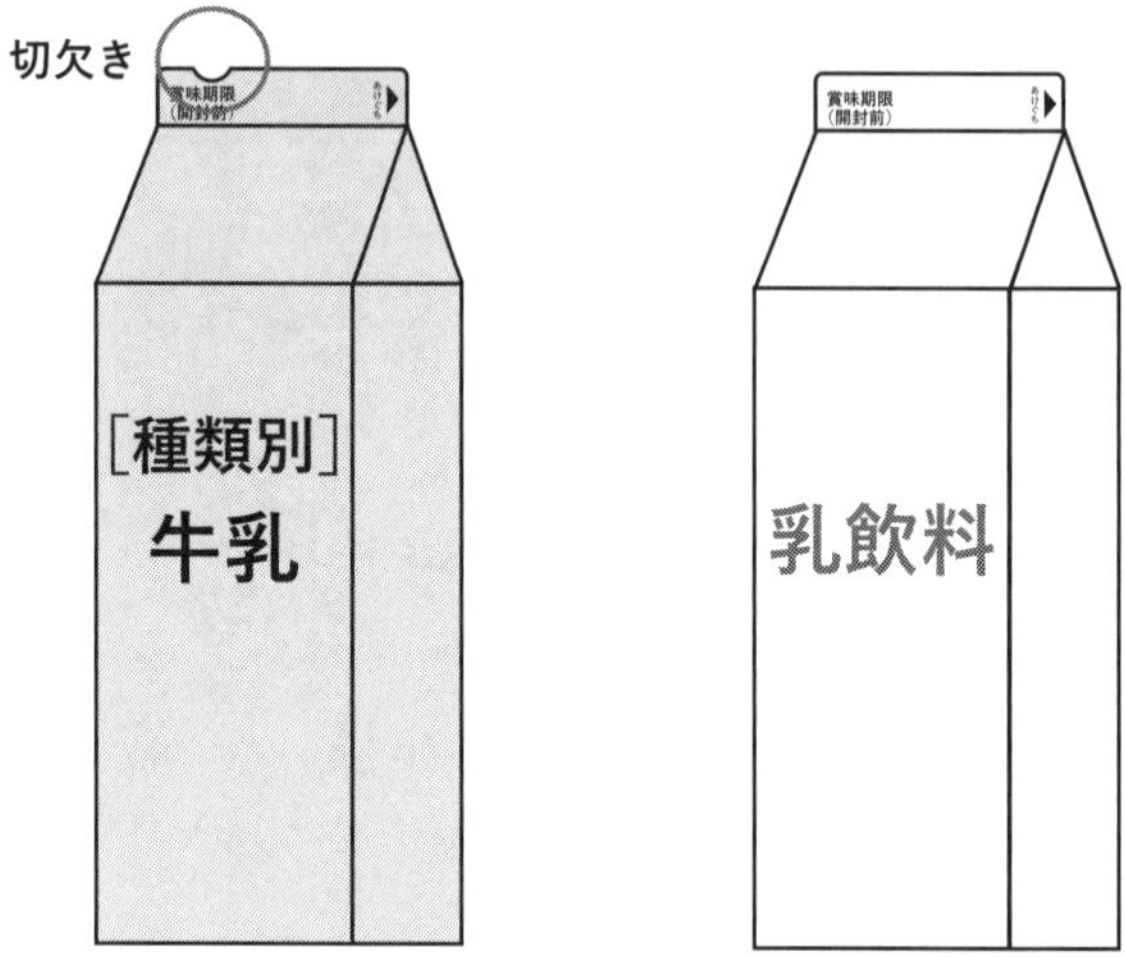

ミン、コーヒー、果汁など）を加えたものを「乳飲料」と言います。

「［種類別］牛乳」200mlは約140キロカロリーです。「低脂肪牛乳」のカロリーはその約半分です。牛乳をコーヒーや紅茶に入れる場合はそもそも入れる量が少ないので、この2つの牛乳のカロリーの差は微々たるものになります。牛乳をカロリーで選ぶ場合は、その使用量をよく加味したうえで選んでください。

なお、「［種類別］牛乳」の紙パック上部には、視覚障害者のための「切欠き」がつけてあります（図表2－8）。切欠きはほかの紙パック製品にはついていません。

牛乳を商品として広い地域に1年を通して販売するには、常に一定品質の商品を供給する必要があります。たとえば、生乳は母牛の細胞断片の集まりなので、生乳をそのまま静置しておくと上部に徐々にクリーム層ができてきます。これは一定商品を安定供給したいメーカーとしてはあまりうれしいことではありません。そこで、この細胞断片をさらに細かく破砕して、生乳中の脂肪滴を非常に小さくすると、クリーム層もできず、牛乳が均一化でき、一定の商品になります。この操作を行って均一化された牛乳を「ホモジナイズド牛乳」、この操作を行っていない牛乳を「ノンホモジナイズド牛乳」、略して「ノンホモ牛乳」と言います。日本の市販牛乳の9割以上はホモジナイズド牛乳です。

また、生乳を商品として売るには殺菌が必要です。牛乳の殺菌方法には、大きく低温殺菌と高温殺菌の2つの方法があり、どちらも一長一短があります。低温殺菌にはさまざまなバリエーションがあるのですが、63℃で30分間熱を加えるのが基本です。有害菌は殺せますが、胞子までは殺せません。温度が低い分、牛乳の変性は少なくて済みます。低温殺菌処理牛乳のことを「パスチャライズド牛乳」と呼ぶこともあります。これは最初にワインの加熱殺菌を始めたルイ・パスツール博士（フランスの生化学者・細菌学者）に由来しています。ちなみに、「パスチャライズ牛乳」という呼び名は英語的には正しくありません。パスチャライズという動詞の過去分詞なので「ド」を省いてはいけません。

一方、高温殺菌は2〜3秒間120〜150℃にします。胞子も殺すことができ、市販牛乳の9割以上は高温殺菌が行われています。「LL（ロングライフ）牛乳」は殺菌工程と容器規格をさらに1段階厳しくしたものです。その結果、常温で長期間の保存が可能です。

あなたが普通に牛乳を選びたいときは、「牛乳」と「加工乳」ならどれでも構いません。殺菌法とホモジナイゼーションはあなたの好みで結構です。特にこだわりがなければ高温殺菌のホモジナイズドの「［種類別］牛乳」を選べば大丈夫です。カロリーを気にする人はそのときの目的に応じて適切な脂肪含有量のものを選んでください。また、乳飲料は中身を知ったうえで飲むべきでしょう。

昔、銭湯で売っていた「コーヒー牛乳」や「フルーツ牛乳」などは、定義上は牛乳の範疇に入らなくなったので、いまは牛乳という名称を使ってはいけないことになっています。子どものおやつのお供には、コーラやジュース、乳飲料よりも牛乳をオススメします。また、尿路結石の既往がある人にもカルシウム豊富な牛乳をオススメします。コーヒーや紅茶にもぜひ牛乳を入れてください。

牛乳で下痢をする人のための対処法

牛乳を飲むと腹痛や下痢を起こす人がいます。下痢をしないまでも、お腹がゆるくなったり、お腹に違和感が出たりする人はそれなりにいるようです。これにはいくつか原因があるのですが、なかでも大きな2つの原因が「乳糖（ラクトース）」と「カゼイン」です。

牛乳には乳糖という糖が含まれています。そのため、少し甘みがあるのです。乳糖はそのままでは吸収されず、腸で消化、つまり分解されて吸収されます。乳糖を分解するためには乳糖分解酵素（ラクターゼ）という消化酵素が必要です。この酵素は子どものときには十分あるのですが、大人になるにつれて少しずつ減っていきます。乳糖を分解できないと、腸内に乳糖がそのまま残り、その乳糖が腸へ水を引き込んで下痢を起こします。これはマグネシウムで起こる下痢と同じ種類の下痢です。

日本人は乳糖分解酵素の力が弱いようで、乳糖を分解できない人を「乳糖不耐症」と言います。乳糖不耐症による下痢の原因は、牛乳ではなく人間のほうにあります。乳糖不耐症の程度は人によってさまざまなので、下痢を起こす人は自分で限度量を把握して、下痢を起こさない範囲の量で牛乳を飲めばいいです。牛乳摂取量をゼロにする必要はまったくありません。

また、牛乳中のカゼインというたんぱく質が原因の下痢もあります。この詳細は非常にややこしいので、ごくごく簡単に説明します。カゼインにはＡ１タイプとＡ２タイプの２種があります。Ａ１は一部の人（Ａ１がニガテな人）に下痢や腹痛などを起こすあまりよろしくないタイプ、Ａ２は悪さをしないタイプです（He et al. Nutri J. 16:72-83, 2017）。

Ａ１かＡ２かは牛によって遺伝子的に決まっており、Ａ１タイプの牛乳を出す牛とＡ２タイプの牛乳を出す牛がいます。つまり、Ａ１タイプの牛が出した牛乳を飲むと、大半の人は平気なのですが、一部の人が下痢するわけです。

現在、全国的に日本中の牛をＡ２タイプに変えていこうという流れがあります。巷でときどき流れる「牛乳悪人説」のウワサの出所は、おそらくＡ１タイプの牛乳のせいではないかと私はにらんでいます。まだ日本中のすべての牛がＡ２タイプに置き換わったわけではありませんが、純粋なＡ２牛乳は市販されているので、牛乳を飲んで下痢をする人や牛乳にアレルギーがある人は、ぜひ、Ａ２牛乳を試してみてください。ちなみに、東京農業大学附属稲花《とうか》小学校では、給食にＡ２牛乳を導入しています。

14 寒い冬に温まりたいとき

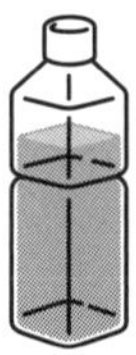

Why are top business people care about their drinks ?

温かい飲み物の効果をさらに高めるには

寒い冬などで体が冷え切っているときには温かい飲み物がほしいですよね。自販機で買える飲料には、レモン飲料、紅茶、ココア、コーンポタージュ、おしるこなどがあります。こうした温かい状態で飲む飲料を「ホット飲料」と呼ぶこともあります。

ホット飲料を購入したあと、自分で再度温める場合、ペットボトルは容器のままで温め過ぎないように注意が必要です。缶、瓶に入っているものはそのまま気楽に湯煎可能で、かなり高温まで温めることができます。

ホット飲料には飲み物というよりは食べ物に近いものも多いです。同じ温度で同じ容量なら、単なるお湯よりもポタージュやおしるこのほうが、物理学的に熱容量が大きく、体は温まりやすいです。さらに、消化が必要な成分が含まれていると消化器や体内の代謝系が動いて、その分、熱を産生（運動と似た原理）し、体がより温まるという生物学的な効果もあります。食事による熱産生は、糖や脂肪よりもなぜかたんぱく質に強く、**たんぱく質の含有量が多いものを食べたり飲んだりすると、より強く体が温まります。**熱産生はよく噛んだり、ゆっくり食べても強くなるので、相手が液体でもよく噛んでゆっくり飲むことをオススメします（Hamada et al. Obesity 22:E62–E69, 2014）。

たんぱく質を含んだ温かい飲み物

たんぱく質をたくさん含んだ温かい飲み物でオススメなのはホットミルク、もしくはホット豆乳です。牛乳は冷やした状態でしか販売できないので、自宅や飲食店で温めることになります。牛乳の場合、カルシウムも補給できる点がうれしいですね。

また、たんぱく質はほとんど含まれていませんが、自宅でしたら、ぜんざいも簡単につくれます。井村屋の「あずきバー」をスティックつきのままマグカップに入れ、レンジで

６００Ｗ２分間温めると、アツアツのぜんざいができ上がります。温かい飲み物は、冷たい飲み物よりも飲むのに時間がかかるので、満足感が得やすくなります。

冷と温が共存できるのは日本の自販機だけ

日本ではひとつの自販機内で、コールド飲料とホット飲料を同時に売っています。冷たいものと温かいものが共存するのは、かなり無理がありそうですよね。しかしながら、自販機の内部では、両者のエリアを完璧に断熱しているのはもちろんのこと、コールド飲料を冷やしたときに発生する廃熱を利用してホット飲料を温めるという、非常に高度なテクニックを使っています。これができるのは世界中で日本製の自販機だけです。

15 会議や講演で長時間、話し続けるとき

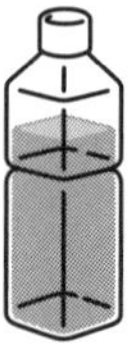

Why are top business people care about their drinks ?

うまく話し続けるためには何を飲む？

オフィスが乾燥してのどが痛いときや、会議や講演で話し続けるときには、のどを保護するために水分を補給しましょう。水、お茶、麦茶など何でもいいのですが、声帯の保護という観点からは、余計なものが入ってない水がベストです。プロの歌手は声帯保護のために、常にミネラルウォーターを口にしている人が多いです。

歌やしゃべりで声が枯れてしまう人は、のどが悪いというより声の出し方自体に問題があることも多く、飲み物を工夫することも大切ですが、ボイトレのほうが効果は大きいかもしれません。

話し続けると、ぜん息のように息が荒くなってしまう人にはココアがオススメです。病

院ではぜんそく患者の発作を抑えるために「テオフィリン」という薬を使います。ココアにはテオフィリンと化学構造がよく似た「テオブロミン」という成分が入っています。テオブロミンにも呼吸を助ける作用があります。

そのため、話し続けるときにココアを飲むと、脱水補正とテオブロミンの作用でうまく話し続けられると思います。もちろん、本当のぜん息の人はココアでごまかさず、きちんと病院に行ってください。

ココアとチョコレート

カカオ豆を発酵させたあと、種だけを取り出して焙煎、破砕、圧搾などを行うとカカオマスができます。さらに圧搾すると、ココアパウダーとココアバターに分かれます。このココアパウダーを水に溶かしたものがココア飲料です。

ちなみに、カカオマスにココアバター、砂糖、ミルクなどを加えたものがチョコレートです。ホットチョコレートはチョコレートをお湯に溶かしたものです。つまり、ココアも

図表2－9　ココアとチョコレートの原材料

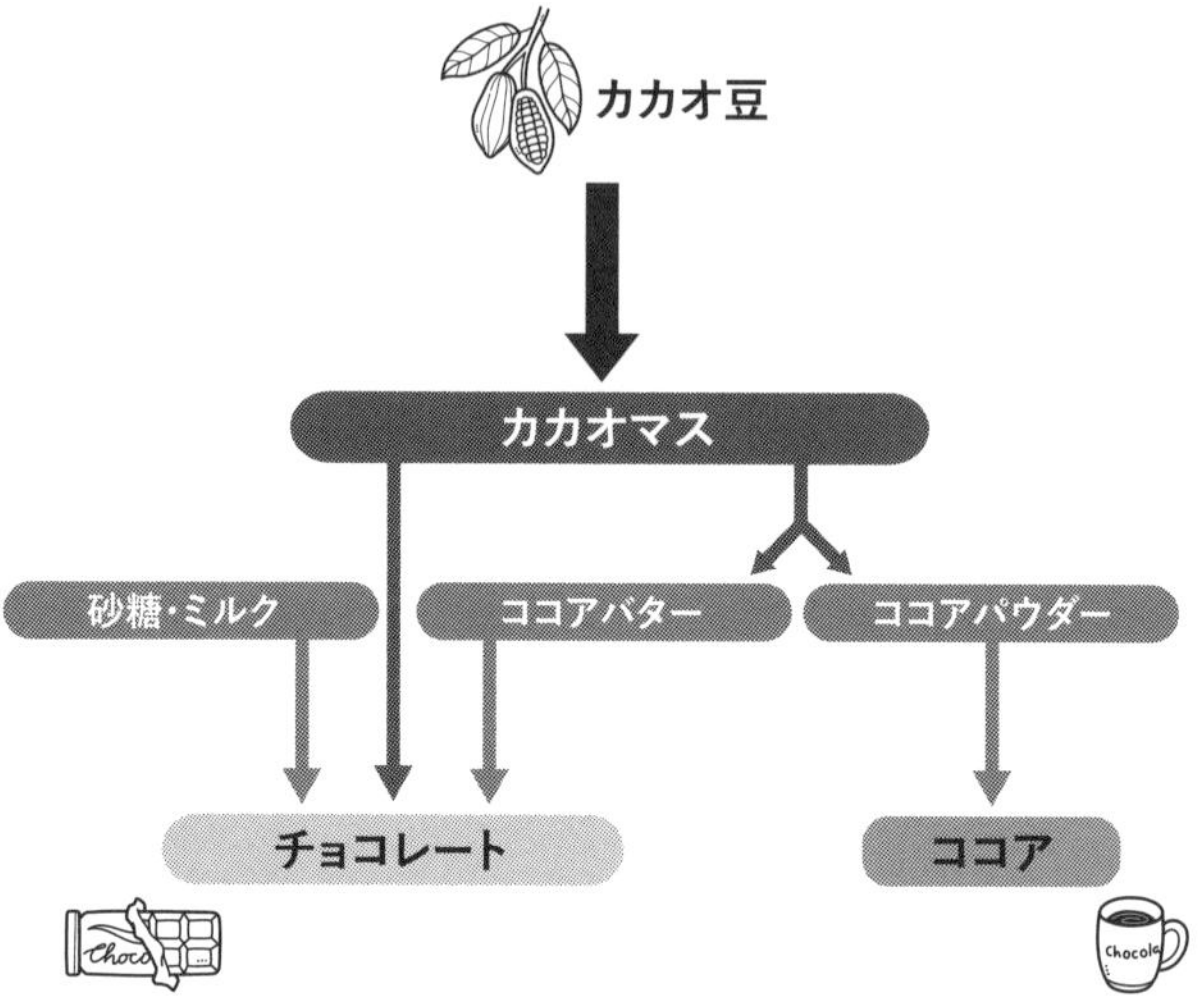

チョコレートも原材料は同じです（図表2－9）。

チョコレートには価格が安いものから高いものまで、さまざまなグレードのものが販売されています。高いチョコレートと安いチョコレートはいったい何が違うのでしょうか。実は安いチョコレートはココアバターの代わりに安価な植物油を使ってつくります。安価な植物油がすぐさま健康に悪いというわけではありませんが、キレイな油（変性していない新鮮な油）を使っているかどうかが気になるところです。チョコレートの場合は、食べて太る、太らないは油だけでなく、糖の含有量も大きく関係します。

チョコレートにもいくつかの種類とヒエラルキーがあります。種類は大きく分けてチョコレートと準チョコレートの2種類があります。ヒエラルキー的には**「チョコレート＞準チョコレート」**です。そして、両者はそれぞれ**「チョコレート＞チョコレート菓子」「準チョコレート＞準チョコレート菓子」**の合計4つに分類されます。チョコレート生地も価格はほぼこのヒエラルキーに比例します。

この4分類は必ず包装紙に印刷されているので、買うときに確認すると買い物の楽しみが増えます。

16 どうしても断れない飲み会のとき

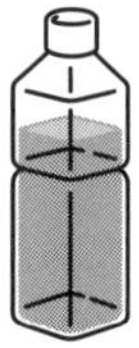

Why are top business people care about their drinks ?

行きたくない飲み会

どうしても断れない飲み会に参加したとき、どんなお酒の飲み方をしたらいいのでしょうか。その前に、なぜその飲み会を断りたかったのかを考えてみましょう。原因としては次の3つが考えられます。

①健康状態が万全ではないので、お酒が健康を害さないか心配
②明日大事な仕事があるので、二日酔いを避けたい
③飲み会のメンバーがそんなに仲良くない人たちだから楽しくなさそう

①は、医者から具体的に「あなたは肝臓が悪いのでお酒はなるべく控えるように」と言

われていたり、お酒を飲むと頭痛、腹痛、下痢などが起こったり、肥満や高血圧、糖尿病があるので、お酒がそれらを悪化させそうだったりするわけです。これは「健康を害しにくい飲み方」が解決策になります。詳細はＰＡＲＴ３の06で説明します。

②は、要するに飲み過ぎてしまうということで、酒癖が悪く酔うと周りに迷惑をかけたり、翌朝に夕べの醜態や二日酔いで後悔するのが目に見えていたりするわけです。これは「アルコール摂取量を減らす」、そして「悪酔いしにくい飲み方」が解決策になります。

③は、たとえ会話が楽しくなくても、「おいしいお酒を選んで飲む」ことを追求することで少しは楽しくなるかもしれません。

酔いを減らすお酒の飲み方

では、②③の「アルコール摂取量を減らす」「悪酔いしない」「おいしいお酒」に関して考えてみましょう。

まず、アルコール摂取量を減らすための第一のオススメは、当たり前ですが、ノンアルコール飲料です。ただし、一人だけノンアルを飲むと場がしらけるという場合は、最初だけ普通のお酒にして、その後すみやかにノンアルコール飲料にチェンジというのも手です。普通のお店ならノンアルコールのビールやワイン、酎ハイはほぼ必ず置いてあります。見た目ではわからないので、飲んだふりはできますね。

お酒を飲んだあとの酔いの程度は、アルコールの血中濃度に比例します。血中濃度はアルコールの摂取量および吸収速度に比例します。アルコールの摂取量とは、お酒の量ではなく、お酒のなかに含まれているアルコールの量です。

一般にアルコールの血中濃度は、アルコールの濃度が高いお酒のほうが早く上昇します。つまり、濃いお酒（ウイスキーなど）のほうが、薄いお酒（日本酒やワインなど）よりも早く酔うということです。薄いお酒は酔いが回りにくく、酔いを実感するのが遅くなります。その結果、多量に飲んでしまって後悔するわけです。正確に飲んだ量を振り返って計算してみたら、**薄いお酒のほうが総アルコール摂取量は多かったというのはよくある話です。**

裏ワザ的な方法として、飲み会の前に漢方薬の「五苓散《ごれいさん》」や高麗ニンジンを飲んでおくと酔いにくいという医者仲間はそれなりにいます。私自身も試してみましたが、あまり変わらない気がしました。しかしながら、酔わないように漢方薬を飲んだのに、その安心感からたくさんのお酒を飲んで、結局酔っ払ってしまったら意味がないですよね。

アルコールは胃でも吸収されますが、大半は腸で吸収されます。炭酸は胃の動きを活発にするので、アルコールは早く吸収されます。お酒を胃に長く留めておくと、アルコールの吸収は遅くなります。胃に食べ物があるとお酒も一緒に胃に留めておけます。

俗に「飲む前に牛乳を飲むと酔わない」と言われますが、医学的な根拠はありません。ほとんどの食品、特にたんぱく質が多い食品にはナイアシンというビタミンが含まれています。肝臓がアルコールを代謝するときに、このナイアシンが必要です。お酒を飲む前にあらかじめナイアシンを供給しておくのはいいことです。そういう意味では**飲み会直前の牛乳はオススメですし、飲み会に行く前に駅の立ち食いそばやコンビニのおにぎりを食べておくのもいいことです。**さらに言うと、昼食をちゃんと食べておくのも重要です。

空腹かつ口渇状態で乾杯直前のタイミングに駆けこむのは、非常によろしくないです。空腹状態ということは、飲んだお酒はすみやかに胃から腸に送られて、アルコールの吸収が早くなります。しかもナイアシンなどのビタミンも消費してしまって不足気味です。さらに口渇状態ということは、体はすでに脱水気味であり、その脱水をアルコールがさらに加速させます。乾杯前には胃に何か入れておき、水分も補給しておいてください。

アルコールが代謝されるまでの時間

車通勤の人は、飲み会の翌朝の運転に注意してください。アルコール代謝速度は個人差が大きく、一概にこれだけとは言いにくいのですが、**おおよそ体重1kg当たり1時間に0・1gくらい**です。たとえば、体重80kgの人は1時間に8gということです。つまり、体重80kgの人がアルコール約80g（日本酒4合）を飲んだとして、このアルコールを消し去ってしまうのにはおおよそ10時間かかります。

この場合、夜12時まで飲んでいたら、翌朝の出勤時にはまだアルコールが残っている可能性が高いです。同様に計算すると、飲み会が10時まで続く場合、翌朝8時に車で出勤したい場合は、アルコール量は80gを超えてはいけないということになります。ただし、肝臓の代謝能力は個人差が非常に大きいので、この計算はおおまかな目安だと思ってください。飲み会の席でお酒は最初の乾杯だけにして、その後はノンアルコール飲料にするのは、総摂取量を減らすだけでなく、翌朝までの時間稼ぎという意味でも有効です。

お酒のグレードと酔い方

お酒の値段による酔い方の違いについて、日本酒を例に考察してみます。材料になるお米の粒は、中心部にデンプン質、外にいくほどたんぱく質、繊維、ビタミン、無機質などが多くなります。これが玄米のほうが白米よりも栄養素に富んでいる理由です。

さて、「吟醸」や「大吟醸」と称している高い日本酒は、精米率が高いお米を材料にしています。デンプン質をできるだけ多くして発酵させるので、アルコール以外の成分は少なくなります。安い日本酒の材料は精米率の低いお米を使用しているので、アルコール以外の雑多な成分の種類も量も多くなります。しかも、ほかの酒蔵でつくった日本酒を混ぜることもあり、雑多な成分の種類がさらに増えてきます。この雑多な成分が独特の味を出しているとも言えますし、悪酔いを助長している可能性もあります。

お酒の味をじっくり楽しむ

どうせ飲み会に参加したわけですから、お酒の量ではなく味を第一目的に楽しみましょう。つまり、酔っ払うためではなく、味を楽しむためにお酒を飲むのです。具体的には、お酒は楽しみの終点、すなわち酔っぱらうところまでいかず、その手前で止めるようにしてください。味わうだけなら1杯も10杯も同じです。ゆっくり吟味しながら飲むと、その分、おいしさを味わえる時間も長くなります。

ビジネスパーソンとしてある程度の経験を積んだ方なら、お酒に限らずさまざまなモノの深みがわかるようになっているかと思います。そして、お酒に対する知識も経験も増えて、お酒の味を本当に楽しめるようになっていると推察します。舌はおそらく40代が一番敏感です。世の中にはおいしいお酒がたくさんありますので、ぜひ、いろいろなお酒を飲んで、そのおいしさを堪能してください。一生のうちでお酒が一番おいしく飲めるのは40代だと思います。

なお、酔い覚ましのサウナは厳禁です。脱水を助長して危険です。自分が脱水であるという感覚も鈍麻しています。汗として出てくるアルコールの量は微々たるもので、体内のアルコールを汗として出してしまおうという考え方は無謀です。酔った状態でのサウナは禁忌だと知っておいてください。同様に飲酒後のお風呂も控えてください。浴槽のなかで寝てしまうと溺死の可能性もあります。

また、サウナやお風呂は温度が高いので、入浴前後では血圧が変動します。アルコールは血圧変動をさらに助長します。高血圧の持病がある人は風呂場や脱衣所などの急激な温度変化にも十分注意してください。

40代以上の人がお風呂やサウナに入っていい目安は、アルコールがある程度抜け、水を十分に飲んで脱水が完全に是正され、なおかつ睡眠をとって眠気が完全に飛んでからです。酔い、脱水、眠気のどれかひとつでも残っていたら危険です。目安は運転可能レベル、すなわち酒気帯び運転で捕まらないレベルになってからのほうが安全です。

お酒と肥満

お酒を飲むと太ると思っている人は多いかもしれません。実はアルコール自体のカロリーは、大したことはないのですが、ゼロではなく、計算上はアルコール1g当たり7・1キロカロリーなので、日本酒1合だとおおよそ200キロカロリーです。しかし、アルコールは熱に変換される割合が多いので、実際にはその3分の1くらいでしょう。

お酒を飲んで太る最も大きな原因は、「つまみ」です。つまみを食べ過ぎるから太るのです。内臓のことを考えると、つまみをまったく食べずにお酒だけ飲むのはちょっと考えものですが、つまみを食べ過ぎると肝臓にも負担がかかりますし、当然太ります。肝臓はアルコールの代謝に忙しいので、つまみ中の糖質や脂質の代謝は後回しにされ、後回しにされた分は脂肪として体内に蓄積されます。やや大きいサイズの鶏のから揚げ1個（約40g）がおおよそ100キロカロリーなので、つまみを食べる場合は、その種類と量をよく考えてください。

私は職業柄、「栄養学的な観点から、お酒のつまみは何がいいですか？」という質問をよく受けます。そんなときは「おいしく飲み食いできれば何でもいいですよ」と答えるようにしています。なぜなら、飲酒という不健康なことをしているのに、健康的なつまみを食べて、その罪を帳消しにしようというのは考えが甘いからです。どんなつまみでも飲酒を無罪にすることはできません。

とはいえ、つまみの選び方について、いくつか考え方はお教えしておきます。左に優先順位を付けて記載しました。番号の若いほうを優先しながら、ご自分の嗜好や体調に合わせてつまみを選んでください。

①おいしいもの、楽しくなるもの、自分の好きなものを最優先する

せっかくのお酒です。ハッピーな人生にしましょう。

②脂質の少ないものにする

カロリーオーバーを防ぐためです。油を使った料理を避けると、総カロリーはかなり下がります。具体的には、揚げ物をなるべく減らすことです。

③食物繊維とビタミンは摂る

具体的にはサラダです。特に大根やニンジンなどの野菜スティックはとてもいいです。ドレッシングはかけ過ぎないようにしましょう。なお、ポテトサラダとマカロニサラダはカロリーが高いので、普通のサラダと一緒と考えてはいけません。

④たんぱく質も摂る

具体的には魚、それも刺身がいいですね。チーズなどの乳製品もいいです。鶏肉はから揚げよりも焼き鳥のほうがカロリーは少ないですが、ナトリウムは多いこともあります。

⑤糖質を食べないと落ち着かない人はお米を食べる

小麦由来のパスタなどよりも、米由来のもののほうが余計な油が少なくてよいです。具体的にはお寿司、おにぎり、お茶漬けです。ただし、塩味は減らしてください。

⑥塩気は控えめに、塩気の強いものはなるべく避ける

出てきた料理に、さらに食塩や醤油をかけるのはやめましょう。

⑦揚げ物よりはナッツ類を選ぶ

ナッツ類は脂質をそれなりに含んでいますが、揚げ物の油よりはずっと良質です。つまみとしては推薦できます。ただし、塩味は減らしてください。

⓪水分をよく摂って、脱水を防ぐ

つまみ以前の問題として、水分を摂って脱水を防ぎます。具体的には水やお茶をたくさん飲みましょう。この項目は8番目に記載してありますが、優先順位は①より前のゼロ番です。

ビールを楽しく飲むためのウンチク

飲み会の乾杯と言えばビールですね。ビールのウンチクを少し知っていると、よりおいしくビールが飲めます

ビールの主な材料は麦芽、酵母、ホップです。日本でビールと名乗る場合、使用できる材料の種類や上限量が法律で厳密に決まっています。

麦芽とは発芽させた大麦のことで「モルト」とも言います。麦芽はまず焙煎（加熱乾燥）をします。緩やかに焙煎すると淡色になり、高温で強く焙煎すると黒っぽくなります。これはコーヒー豆の焙煎と同じです。焙煎後、麦芽に水と熱を加えると麦芽中のデンプンが分解され麦芽糖に変化し、酵母の発酵作用でさらにアルコールと炭酸に変わります。アルコール度数は麦芽の量と酵母の量によって決まります。ホップとはビールに苦味や香りをつけるハーブです。ホップの量と残った麦芽糖（甘い）の量で味が変わってきます。発酵タンクのなかで酵母の力で麦芽を発酵させる際、上に浮かんで発酵する酵母と下に沈んで発酵する酵母があります。前者を「エールビール」、後者を「ラガービール」と言います。

ある程度、発酵が進むと、そこでストップさせるわけですが、酵母の働きを止める方法

は2つあります。ひとつは加熱して止める方法、もうひとつは濾過で酵母を除去する方法です。後者を「生ビール」と言い、熱を加えてないものはすべて生ビールです。日本のほとんどのビールは加熱処理をしていないので「生」と記載がなくても生ビールです。生ビールは酵母がいないので温めても発酵は進行しません。なお、酵母を濾過すると透明になり、濾過しなかったら濁ったビールになります。

ビールは容器のかたちや注ぎ方で味がかなり変化します。グラスに瓶ビールや缶ビールを泡立てながら3回に分けて注ぐ「3度注ぎ」は練習の価値あるおいしい注ぎ方です。しっかりした泡でグラスにフタをするのがポイントのようです。私も達人から3度注ぎでついでもらったことがありますが、とてもおいしかったです。自分でやったらそうでもなかったので、練習が必要でしょうし、練習する価値はあると思います。温度もキンキンに冷えた状態から少し上がったくらいがおいしく感じます。人間の舌は低温では感度が鈍くなるからです。キンキンに冷えたビールは飲むまでに少し時間をおくといいでしょう。

どうせなら、味だけではなく、香りや見た目も楽しみましょう。私は炭酸飲料を飲むとき、グラスの壁に小さな泡ができて、それが結合して大きくなり、やがて浮かんでいく様子をボーッと眺めているのが好きです。特に気分が落ち込んでいるときは、ボーッと眺め続けていますね。

ビールは1994年に法律改正があり、小規模でもつくれるようになりました。この小規模生産ビールを「地ビール」や「クラフトビール」と言います。しかし、地ビールの大半はそれなりの味だったようで、結局消えてしまいました。逆に言うと、いま生き残っている地ビールは十分においしいということです。

日本各地にはたくさんのおいしい地ビールがありますし、日本の大手メーカーのビールにもたくさんの種類があります。さらに外国産のビールには日本の法律の縛りがないので、それこそ多種多様のビールがあります。これらのビールをぜひ楽しんでください。

17 二日酔いのとき

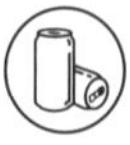

二日酔いの原因

二日酔いになったら、「水を飲んで、おさまるまで寝る」が基本です。**二日酔いの原因はよくわかっていません。**以前はアセトアルデヒドが原因だと言われていましたが、翌朝のアセトアルデヒドの血中濃度を測定してみると決して高くはなく（ほぼゼロ）、どうやらアセトアルデヒドは直接の原因ではなさそうです。では、原因物質は何かと言われると、実は物質としてはよくわかっていません。

二日酔いの体に通常起こっている大きな変化は、「脱水気味」「低血糖気味」「肝臓が疲れている」「のど、胃腸が疲れている」「脳が疲れている」の5つです。二日酔いから脱出するために、とりあえずこの5つを解決しましょう。

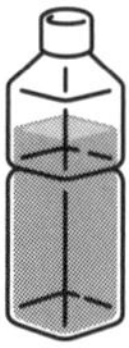

Why are top business people care about their drinks ?

脱水の是正

やることは水分の補給です。要するに水のがぶ飲みです。飲料の種類は何でも構いません。人によって好みが違いますが、たくさん量を飲めるものを重点的に選んでください。飲み物の種類としては、水、炭酸水、お茶、麦茶、スポーツ飲料、野菜果物ジュース、牛乳、乳酸菌飲料、酢、滋養強壮ドリンクなどがあります。脱水の是正という観点からなら質より量ですので、スポーツドリンク、お茶、ミネラルウォーターあたりでしょうか。

何でもいいので、**とにかく短時間でたくさん飲めるものを選んでください。**すみやかに１Ｌ以上は飲みたいですね。コーヒーをがぶ飲みできる人なら薄めのコーヒーでもＯＫです。しかし、コーヒーの大量摂取に慣れていない人は、コーヒーのせいで気持ち悪くなることがあるので注意してください。

たくさん水を飲めば尿量が増えるので、尿と一緒にアルコールを出せばいいと思っている人も多いのではないでしょうか。しかし、尿中に出るアルコール量は大したことがありません。実は、アルコール濃度は血液中と尿中でほとんど同じなのです(Jones, Forensic Sci Int 45:217-24, 1990)。細胞内もほぼ同じ濃度でしょう。ということは、体重70kgの人

（体の総水分量約40L）が1Lのオシッコをしても、その尿中アルコール量は体内にあったアルコール総量の約40分の1しか体外に排泄されていないことになります。基本的にアルコールは肝臓でそのすべてが代謝されてしまうまで、体内から消滅しません。

低血糖の是正

低血糖を防ぐにはブドウ糖を食べましょう。具体的には甘酒です。季節によって、冷やしてもよし、温めてもよしです。通常の甘酒はアルコールを含んでいませんが、商品によっては1％弱のアルコールを含んでいるものもあります。迎え酒がどうしてもほしいときには微量アルコール入りの甘酒がよいかもしれません。

また、飲料ではありませんが、**「森永ラムネ」もブドウ糖が主成分なので低血糖の是正には適しています。**このお菓子は口に入れるとシュワーっとラムネ水を飲んでいるような気分になります。おかゆやお茶漬けも結果的にはブドウ糖なので、もし食べられたら食べたほうがいいですね。

二日酔いにはブドウ糖より果糖がいいという説もありますが、血糖値のことや肝臓での代謝経路の素直さを考えると、私はブドウ糖のほうに軍配を上げます。果糖がいいという説は果物のさわやか感に由来しているのだろうと思います。

つまり、二日酔いのときは、コーラ（果糖入り）より甘酒（ブドウ糖入り）、フルーツ（果糖入り）よりおかゆ（結果的にブドウ糖入り）のほうがオススメだということです。これは果糖入り飲料を飲んではいけないという意味ではなく、どうせ飲むなら果糖入りの飲料よりもブドウ糖入りの飲料のほうをオススメしますという意味です。

肝臓を元気にする

ブドウ糖は肝臓の糖代謝を助けるので、肝臓に対してもいいことをします。また、しじみやウコン、タウリンなどを含んだ滋養強壮ドリンクも、疲れた肝臓にはいいとされています。その根拠となる考え方は次の通りです。

そもそも肝臓の重要な働きのひとつは、胆汁という液体を分泌することです。肝臓が悪くなると、胆汁の出も悪くなります。しじみ（有効主成分はオルニチン）は胆汁の出を促進する作用があるので、しじみ汁は肝臓にいいとされています。ウコン（有効主成分はクルクミン）やタウリンもしじみと同様に胆汁の出を促進するので肝臓にいいとされています。

もっと荒っぽく考えて、肝臓が悪ければ肝臓（レバー）そのものを食べればいいじゃないかということでつくられた飲み物もあります。成分に「肝臓加水分解物」「肝臓エキス」などと書いてあるものです。しかし、**しじみもウコンもタウリンも、そして、肝臓エキスも本当に肝臓にいいのか、さらに、二日酔いに本当に効くのかはよくわかっていません。**

なお、これらの材料には鉄が多く含まれており、人によっては鉄がかえって肝障害を引き起こすこともあります。もし、あなたが滋養強壮ドリンクを実際に飲んでみて、何だか効いたような気がしたなら、次の機会も同じものを飲んでください。なぜなら、**栄養ドリンクの効果発現には「このドリンクは自分に効く飲料だ」という思い込みが非常に重要だからです。**

もっと強力な方策を望む人には漢方薬です。ただし、漢方薬はその人に合う合わないが顕著なので、薬剤師さんに相談するか、いろいろ試してみて自分に合ったものを探し出してください。

私の一番のオススメは「五苓黄解《ごれいおうげ》内服液」で、五苓散と黄連解毒湯《おうれんげどくとう》を混ぜたドリンクです。五苓散は体のなかの余分な「水」（漢方では「すい」と言います）を体の外へ出す薬で、五苓散だけでも効果があります。黄連解毒湯は体を冷やして熱をとり、胃炎などの炎症を鎮める薬です。お酒でのぼせ気味になった内臓を鎮めます。

また、胸焼けやお腹の調子が悪いときには「半夏瀉心湯《はんげしゃしんとう》」もオススメです。半夏瀉心湯は飲食物が胸やお腹のなかを上から下に順当に流れるのを助ける薬です。これらは顆粒状の粉薬として売られているので、お湯に溶いて飲んでください。

口、のど、胃腸を元気にする

酔い覚ましに飲む冷たい水はおいしいですよね。これは息に含まれるアルコールが口腔内に充満し、その脱水作用で口が渇いた感じになるからのようです。言わば、炎天下での運動時の口、のどの状態と、そのときに飲む水のようなものでしょうか。体も脱水ですが、口、のども脱水なので、口、のどのためにも種類は何でもいいのでとにかく大量の水分を補給しましょう。

胃腸も肝臓も消化吸収などに関して多岐にわたる仕事をしています。そのときに必要なのはビタミン類です。特にビタミンB群（そのなかでもビタミンB_1）とビタミンCです。これらのビタミン類をたくさん含んだ総合ビタミンドリンクもさまざまなものが売られています。

ビタミンC飲料の代表としては野菜果物ジュースがありますね。果物ジュースは糖を含んでいるので低血糖是正の効果もあります。なお、胃が痛む場合は胃が荒れている可能性が高いので、朝食はおかゆやお茶漬けのような軽めのものがいいでしょう。もし、あなたがビタミンドリンクや果物ジュースを実際に飲んでみて、何だか二日酔いに効くような気がしたら、次の機会も同じものを飲んでください。理由は栄養ドリンクと同じで、思い込みが重要だからです。

脳を元気にする

脳に刺激を与えるにはカフェインです。カフェイン含有量の多い飲み物は、コーヒー、玉露、エナジードリンクです。玉露が自宅に置いていない場合は、濃い緑茶でも大丈夫です。カフェインは脳をキリっとさせ、同時に利尿作用で二日酔いの原因物質を排出してくれます。**二日酔いの朝は、コーヒー、玉露（もしくは濃い緑茶）、エナジードリンクが脳を元気にするのでオススメです。**

お茶は6世紀には日本に入っていましたが、庶民に広がったのは鎌倉時代です。鎌倉武士は大酒飲み（この時代のお酒はどぶろくです）がたくさんいて二日酔いが多かったそうです。鎌倉幕府の3代将軍・源実朝が二日酔いでウンウンうなっているとき、栄西禅師が二日酔いの特効薬としてお茶を将軍に献上して知名度が高まり、以後、武士から庶民に広がっていったそうです。つまり、**お茶はなんと二日酔いの薬だった**のです。

頭痛に対しては、飲み物だけで解決するのは無理で、頭痛薬しか手がないと思います。しかし、強い頭痛薬は、胃や肝臓を痛めます。胃の血流を減らしたり、薬の分解で肝臓に余計な負担を強いたりするという副作用があるからです。胃や肝臓が弱い人は頭痛薬を選ぶときに医師や薬剤師に相談してください。二日酔いがおさまるまでにはしばらく時間がかかるので、会社を休めるなら休んで寝ちゃいましょう。たとえ、出勤してもまともに仕事はできません。

迎え酒に効果はない

結論から言うと、迎え酒はダメです。二日酔いのとき、少しお酒を飲むと二日酔いが少しおさまります。しかし、その後、もっと強い二日酔いが襲ってきます。迎え酒は根本的な解決とは真逆の方法で、嫌なことを先送りしているにすぎません。

ちなみに、迎え酒のことは英語で「hair of the dog」と言います。狂犬病の犬に噛まれたときは、その犬の毛を噛まれた傷口にすり込むと治るという迷信が由来だそうです。きっと迎え酒は犬の毛と同じくらい有効なのでしょうね。

なお、デンマークでは、二日酔いへの国民的対処法は「後悔すること」だそうです。後悔することは、次の二日酔いを防ぐうえで極めて重要な行為です。

18 夜、ぐっすり眠りたいとき

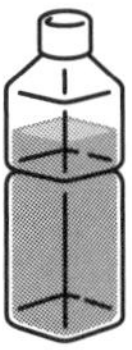

Why are top business people care about their drinks ?

熟睡と不眠

「よく眠れない」と不眠を訴える人は多くいます。不眠症は大きく3つに分けられます。それは、「入眠障害」「中途覚醒」「早朝覚醒」です。それぞれの意味は、寝付けないのか、眠りが浅くて真夜中に目が覚めてしまうのか、長く寝ていられずに朝早く目が覚めてしまうのかです。医者が不眠症の患者を診る場合、この3つのうちのどれに当てはまるのかを考慮しながら、治療方針を決めています。病院で処方される睡眠薬は、当然ですが、それなりに強力なので、翌日へ多少影響しますし、離脱にもそれなりに苦労します。

もっと軽症で病院に行くほどではない程度の不眠傾向の人は、市販されている睡眠サポートの飲み物やサプリに頼ることも多いのではないでしょうか。睡眠サポートの飲み物やサプリの内容は、大きく「アミノ酸系」と「乳酸菌系」に分けられます。

お酒を飲むと酔っぱらった勢いで入眠できるかもしれませんが、中途覚醒を起こします。尿量はホルモンによっても調節されており、通常、睡眠中はホルモン量が変化して尿量が少なくなっています。しかし、アルコールはこのホルモンの分泌を変化させて尿量を増やします。加えて、アルコールもアセトアルデヒドも神経に作用するので、脳もゆっくり休むことができず、結局、早く目が覚めてしまうのです。結論として寝酒はダメです。

なお、カフェインに弱い人は、15時以降はコーヒーや濃いお茶は飲まないほうが無難です。

熟睡を助けるアミノ酸

熟睡を助けると言われているアミノ酸（もしくはアミノ酸が少し変化したもの）に、グリシン、GABA《ギャバ》、セロトニン、トリプトファン、テアニンなどがあります。トリプトファンはセロトニンの材料です。いずれも脳のリラックス効果があります。これらを含んだ飲み物やサプリは多種多様なものが市販されています。

なお、テアニンは緑茶に多く含まれていますが、緑茶はテアニンだけでなく興奮性のカフェインも一緒に含んでいるので寝る前には向きません。昼間に緑茶を飲んだら脳がスッキリするのは、テアニンとカフェインの相乗効果なのかもしれません。

乳酸菌飲料とは何か

乳酸菌飲料にも熟睡を助けたり、気分をリラックスさせたりする効果が示されています。腸と脳は神経でつながっています。おそらく乳酸菌の菌体が腸の神経を刺激して、その刺激が脳に伝わって、脳がリラックスするのでしょう。「ヤクルト１０００」では乳酸菌による睡眠の質向上の機能が示されています（Takeda et al. Benef Microbes, 8:153-62, 2017）。しかし、「ヤクルト１０００」は糖分も多いので、睡眠への作用は乳酸菌だけではなく糖の存在も大きいのではないかと私は思っています。

ヨーグルトは牛乳に乳酸菌を繁殖させたものです。「明治ブルガリアヨーグルト」のように白い固まりで売っているヨーグルトは、乳酸菌がつくる酸により牛乳のたんぱく質（カゼイン）が固まったもので、「発酵乳」と言います。これは飲み物として飲むにはちょっと固過ぎますね。そこで固形ヨーグルトを少し薄めて液体にしたものを「乳製品乳酸菌飲料」と言います。そして、これらをさらに薄めたものが「乳酸菌飲料」です。乳酸菌飲料には、生きた菌を入れた飲料（生菌タイプ）と、死んだ菌（加熱してわざと菌を殺している）を入れた飲料（殺菌タイプ）があります。殺菌タイプのほうが保存は楽です。

乳酸菌は生きたまま届かなくても効果はある

ヨーグルトのなかの乳酸菌はたとえ生きていても、残念ながら人の腸にはなかなか住みついてくれません。つまり、消化管内で菌のほとんどが死滅してしまいます。でも、安心してください。乳酸菌は死んでいてもそれなりに効果はあります。

乳酸菌には甘みはないので、乳酸菌飲料は飲みやすいように糖を加えてあります。その量は結構多く、カロリーオーバーには気をつけましょう。

乳酸菌という用語は単一の細菌を指しているのではなく、乳酸をつくり出す能力を持ったバクテリア類からカビの仲間までの多種多様な菌類の総称です。この多種多様な乳酸菌のグループのなかのひとつの菌を「○○株」と名付けています。市販の乳酸菌飲料には1

〜数種類の菌株だけを入れてあります。

乳酸菌は乳酸をつくるので周辺の生育環境が次第に酸性へと変化していきます。酸性下においては一般細菌が増殖しにくいので、結局周りは乳酸菌の天下となります。ヨーグルトだけでなく、チーズや漬物なども乳酸発酵の食品です。乳酸菌は人間の腸内や膣内にも住んでいて、乳酸をつくり周りを酸性にすることによって自分以外の細菌、つまり雑菌の繁殖を防いでいます。女性の下半身とチーズが似たニオイがするのはどちらも乳酸菌だからです。

牛乳に生菌タイプのヨーグルト（たとえば、「明治ブルガリアヨーグルト」）を少量混ぜて放置すると似たものができます。さらに、その一部を再度牛乳に入れると同じものができ、その一部を再度、牛乳と混ぜ……と、理論的には無限ループが可能です。実際にこれを家庭で行う場合、清潔を意識しながら丁寧にやらないと雑菌が混入してしまい、白いはずのヨーグルトに赤や青の色が付いたりします。色が付いた自家製ヨーグルトは食べてはダメですよ。

自家製ヨーグルトの作成は清潔さを遵守した調理の練習にもなるので、お子さんの夏休みの自由研究にぜひどうぞ。「ヤクルト」を牛乳に混ぜて育てると、甘くない「ヤクルト」

ができます。なお、「カルピス」は殺菌タイプなので、乳酸菌を育てようとしても無理です。蛇足ですが、英語圏で「カルピス」は「カルピコ」という名前です。

発酵と腐敗

われわれは生きていくために、必要なものを食べて不要なものを排泄しています。これは微生物も同じで、何かを取り込んで何かを排泄しています。菌が出す排泄物が人間にとって有用な場合を「発酵」、不要な場合を「腐敗」と言います。**発酵と腐敗は人間が主観的に分けているだけで、本質的には同じものです。**

酵母の排泄物はアルコール、乳酸菌の排泄物は乳酸、酢酸菌の排泄物は酢酸です。たとえば、ワインづくりにおいては酵母にアルコールをつくらせます。そして、ある程度アルコール濃度が上がると、そのアルコールのせいで酵母は死滅してしまい、そこで発酵が止まります。要するにワインづくりをやらされた酵母たちは、自分の排泄物に押しつぶされて死ぬわけです。醸造酒のアルコール濃度に上限が存在する所以です。

19 今夜は子づくりがんばるそのとき

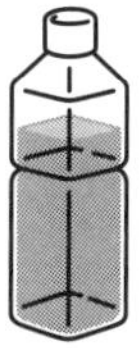

Why are top business people care about their drinks ?

精子生成に必要な栄養素

精子づくりに必要な材料は、たんぱく質と亜鉛です。精子のたんぱく質は当然ながら動物性たんぱく質です。食事で十分なたんぱく質を摂ってほしいのですが、飲み物からもたんぱく質を補充しましょう。具体的には牛乳や乳酸菌飲料です。

牛乳と豆乳は、たんぱく質の含有量がほぼ同じで、アミノ酸スコアもどちらも100です。したがって、栄養学的には牛乳と豆乳のたんぱく質は同等と考えていいはずなのですが、なぜか「牛乳のほうが元気が出る」という人は多いようです。おそらく、たんぱく質の消化吸収速度の差、もしくは牛乳に含まれるたんぱく質以外の成分のせいでしょう。

亜鉛に関しては、健康な人が普通の食事をしていれば、欠乏症にはまずならないので、あまり気にする必要はありません。気になる人は、牡蠣を食べましょう。飲み物やサプリで手っ取り早く摂ることもできますが、亜鉛は重金属ですので、サプリによる摂り過ぎには十分注意してください。

勃起に必要な物質

勃起はペニスの血管の拡張によって起こります。したがって、勃起不全（ＥＤ）に対してはペニスの血管を拡張させる物質が有効となります。血管拡張物質にはいろいろありますが、そのなかで最も有効なのは一酸化窒素（化学式で書くとＮＯ）です。**バイアグラなどのＥＤ薬が効果を発揮するのは、体内に一酸化窒素が産生されるからです。**

一酸化窒素の材料になるのは、アミノ酸の一種であるアルギニンです。アルギニンはたんぱく質を食べても得られますが、同じアミノ酸の仲間であるオルニチンやシトルリンからもつくられます。強精剤として売られているドリンクには、アルギニンやオルニチン、シトルリンが入っているものもあります。しかし、アルギニンは摂取してから最終的なＥＤ改善までの行程距離が非常に長いので、アルギニンを食べたからといってすぐにＥＤが改善するとは私には思えません。本気でＥＤ改善を目指すならバイアグラなどの薬で一酸化窒素を補給するしかないと思います。

しかしながら、そこまで冷徹に断言するのもナニですので、ほかの可能性も少し考えてみましょう。カフェインなども一瞬なら脳を興奮させて、ついでにペニスも興奮させるかもしれません。そのメカニズムは、カフェインの直接作用というよりは、本人の思い込みのほうが効果は大きいようです。精力剤やエナジードリンクを飲んで、「コレを飲んだからオレはいける！」と思い込むのは非常に重要で効果があります。冷静さを捨て、ぜひ自分自身に「オレはいける！」と思い込ませてください。

精力剤としての材料

市販の精力剤の原材料は非常にバラエティに富んでいます。なぜ、その材料がもてはやされているのか、その理由を著者流に少し想像してみました。

マムシは毒を持っていて強そうですよね。日本本土に生息する普通の蛇は尻尾の先を持ってぶら下げれば、自分の鎌首を尻尾の位置まで持ち上げられず、噛まれることはありません。しかし、マムシだけは尻尾を持ってぶら下げると、鎌首を持ち上げて指を噛まれてしまいます。このマムシの鎌首を持ち上げる力が評価されたのだと思っています。まあ、実際のところは、マムシは尻尾が短いので、鎌首を持ち上げる力が強いというよりは、短い尻尾のせいで頭が尻尾の先まで届くというのが本当のところのような気がします。なお、赤マムシは普通のマムシと同じもので、個体差の範囲内での微妙な色の違いに過ぎないようです。赤色の個体は単に珍しいから希少価値が上がっただけでしょう。

スッポンは生命力が強い生き物です。一般に変温動物は生命力が強く、大きなケガをしても結構、長い時間生きています。また、心臓を取り出しても、取り出した心臓は結構、長い時間キチンと動いてくれます。これは、ほ乳類にはマネのできない芸当です。亀の頭が男性器に似ているのも好感度アップのポイントかもしれません。「メス亀は交尾のとき、オス亀の頭と亀頭をどうやって見分けているのだろうか？」というジョークがあります。

オットセイは一夫多妻制で、1匹のオスがたくさんのメスを従えてハーレムをつくっています。繁殖期には1か月間ひたすら交尾を続けるそうで、睾丸にはさぞかし男性ホルモンが集中しているだろうと思われても当然でしょう（実際に測定したデータは知りません）。一般にホルモンは食べると消化の過程で分解されてしまい、その効力が消失してしまうものが多いのですが、男性ホルモンは分解されずにそのまま吸収されるため、食べても効くので、オットセイの睾丸は精力剤として有効なのです。オットセイやアザラシの陰茎と睾丸は、漢方薬では「海狗腎《かいくじん》」と言い、高価です。

鹿の角は毎年生え替わります。角は夏の半年間だけで大きく成長するので、そこに神秘的な力があると思われたのでしょう。通常、角が生えるのはオスだけですが、トナカイだけは冬にも、そしてメスにも角が生えます。精力剤としてトナカイの角が用いられることが多いのは、メスにも角が生えるせいなのか、北国でたくさん飼われていて安定供給できるからなのか、私にはわかりません。鹿の角は、漢方薬では「鹿茸《ろくじょう》」と言い、高価です。

サソリ、コブラ、ウミヘビは何か強そうですね。強くありたい男はサソリやコブラにあやかりたいのでしょうか。

マカ、高麗ニンジン、冬虫夏草、ニンニク、ガラナなどの植物は、種々の成分が入っていて、今夜すぐに効くというよりは、毎日飲んでいたら以前に比べて元気になるという体質改善的なものです。おそらくアルギニンなどのアミノ酸や亜鉛、さらにはビタミン、ミネラルなどを豊富に含んでいるのでしょう。単一の何かの成分が効くというよりは、複数の成分の相乗効果だと思います。漢方薬としては「補《ほ》中《ちゅう》益《えっ》気《き》湯《とう》」があります。

がんばりたい女性は豆乳を

がんばりたい女性に必要なものは、女性ホルモンとたんぱく質です。両者を同時に含む飲み物が豆乳です。大豆はたんぱく質だけでなく、女性ホルモンとよく似た作用を示すイソフラボンも含んでいるすばらしい食べ物です。がんばりたい女性には豆乳をオススメします。

20 風邪をひいたとき

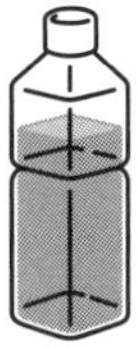

Why are top business people care about their drinks ?

風邪をひいたときの対処法

風邪とひと口に言っても、原因も症状も人によってさまざまです。軽症の場合は栄養を摂って暖かく安静にして、自然に治るのを待つというのが基本です。重症の場合は病院に行ってください。

風邪をひいたときの自宅での対処法は「安静にし、睡眠を十分にとる」「暖かくする」「水分を摂る（脱水を防ぐ）」「栄養を摂る」「必要なら薬を飲む」というところでしょうか。これらをまとめると、「栄養とリラックス効果のある温かい飲み物をたくさん飲む」ということになります。

単なる温かい飲み物としては「白湯《さゆ》」が基本です。白湯とは水を１００℃まで煮沸させてから冷ましたもので、ちゃんと煮沸の工程を経てつくったというマウントを取りたいときには「お湯」ではなく、あえて「白湯」と強調します。白湯に少し変化を加えた飲み物がお茶やハーブティーでしょうか。

白湯に柑橘類とハチミツを加えて飲みやすくすると、体も温まりますし、ビタミンCなども摂れます。レモネード、はちみつレモン、柚子《ゆず》湯、ダイダイ湯などは市販品もありますが、自宅でも簡単につくれます。ショウガにも体を温める作用があります。ショウガ湯は白湯にチューブ入りの生ショウガを少し入れるだけでつくれます。ミルク系には、ホットミルク、チャイ、ミルクココアなどがあるので、お好みでどうぞ。

ドロドロしている液体は一段と体が温まります。オススメは葛湯《くずゆ》です。葛は秋の七草のひとつで、葛の根から取ったデンプンを「葛粉《くずこ》」と言います。この葛粉に水と砂糖を加え、温めながら透明になるまで練ってつくったのが葛湯です。**葛湯は風邪の患者用だけでなく、病人食や離乳食などとしても昔から非常によく使われてきた歴史ある飲み物です。**柚子を加えた「柚子葛湯」などもいいですよ。

食品的なものには、温かいポタージュや汁物、お粥、うどん、煮込み料理などがあり、有益な栄養素も一緒に摂れます。お粥の上澄み液が「重湯《おもゆ》」です。葛湯のお米版ですね。

どちらも消化のよいデンプンです。スープ類は最初からつくるのはやや面倒です。そういうときは、インスタント食品も売られているので利用するといいでしょう。

玉子酒という手もあります。日本酒に卵と砂糖を入れて煮てつくります。煮沸するのでアルコールの大部分は飛んでいるはずです。しかし、多少は残っている可能性もあるので、子どもに飲ませるときや運転前には十分注意してください。

冷たい飲み物としては、ミネラルウォーター、スポーツドリンク、野菜果物ジュース、乳酸菌飲料などがあります。そのときの気分や体調に合わせて飲んでください。

漢方治療は西洋医学とはまったく異なった考え方で病気に対処していきます。風邪の漢方薬で有名な薬に「葛根湯《かっこんとう》」があります。葛根湯は、葛根（葛の根）にシナモン、ショウガ、なつめ、芍薬《しゃくやく》、甘草《かんぞう》、麻黄《まおう》の特定部分を一定割合で混ぜ合わせたものです。葛根は先ほどの葛湯の材料です。甘草と麻黄は薬草と言えますが、ほかの5つはごくありふれた草花です。**これらはいずれも単独ではほとんど風邪に効きませんが、7つを正しい割合で混ぜ合わせると不思議なことに効果が出てきます。**発見した人はすごいですね。

実は風邪用の漢方薬にはたくさんの種類があります。葛根湯はそのうちのひとつにすぎず、風邪のひき始めによく効きます。もっと細かく言うと、肩が張って、ちょっと寒気がして、これから熱が出そうなときで、なおかつ汗をかいていなくて、脈がしっかりしているなどの多岐にわたる条件に当てはまるときによく効きます。そして、風邪をひいてから日にちが経つと葛根湯の効き目は落ちてきます。その場合は別な風邪用の漢方薬を飲みます。このように漢方薬には、その人の体質、症状、病気の時期などによって、適切なものを使い分ける必要があります。

漢方薬で「○○湯《とう》」という名前の薬は、もともとは煎じ薬で、煎じたお湯を飲むのが本来の姿です。現代では、液体でも売られていますが、多くは煎じたお湯を乾燥させて顆粒状にして売られています。インスタントコーヒーと同様の製法です。ですから顆粒状の葛根湯を飲むときは、お湯に溶いて飲んでください。熱いお湯との相乗効果で体がよく温まります。

風邪をひいたときの飲み物の結論は、**ひき始めなら葛根湯ドリンク、もしくは葛根湯顆粒をお湯に溶いて飲む**です。

PART

3

どうしても
我慢できない人のための
飲み物リセット術

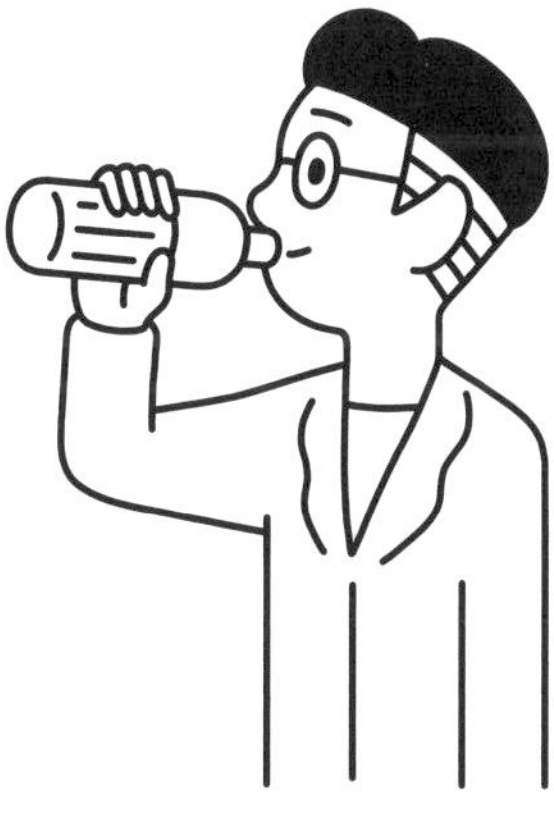

01 血糖値が高いけど、甘いものが食べたい

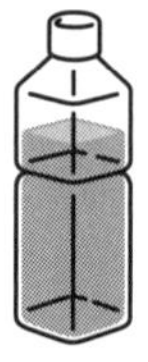

Why are top business people care about their drinks ?

食物繊維と血糖値変動

糖質を摂ったら血糖値が上がるのは当たり前です。血糖値が上がると動脈硬化のリスクが高まります。動脈硬化を防ぐには、食後の血糖値カーブのピークをなるべく低く抑える必要があります。カーブの裾野が広がることよりも、ピークの高さを下げるほうが重要です。つまり、なるべく平べったいカーブになるようにします。

そのためには、**糖質の吸収速度をできるだけ遅くする必要があります。**糖質と一緒に何か糖質以外の成分を摂ると、消化器は余計な仕事が増え、糖質の消化吸収に専念できず、その分、糖質が吸収されるまでの時間は長くなります。ということは、お茶だろうとコーヒーだろうと何でもいいので、何かが糖質と共存すれば、その分、少しは糖質の吸収速度

が遅くなり、血糖値のピークは少しは下がることになります。この糖質の消化の妨害作用が割と強いものに食物繊維があります。消化器内に糖質と一緒に食物繊維が存在すると、糖質の消化が遅延し、吸収までの時間が長くなり、血糖値のピークが下がることになります。

糖の吸収を遅くする「難消化性デキストリン」

血糖値の上昇を抑える作用を謳っている飲料で、食物繊維がその主成分の場合、その食物繊維は「難消化性デキストリン」が多いようです。デキストリンとはデンプンが少し分解されたものです。デンプンは基本的に人間の消化酵素で消化可能ですが、デンプンのすべてを完全に消化できるわけではなく、デンプンのところどころに消化できない部分があります。この消化できない部分を集めたものが難消化性デキストリンです。

普通に食事をとった場合の血糖値の変動が図表3－1の黒線です。これが薄いグレーの線のようにピークが単純に下がってくれるといいのですが、なかなかそのようにはいきません。難消化性デキストリンがあると、糖の吸収を遅延させて、血糖値のピークを下げる

図表3－1　食後の血糖値変動

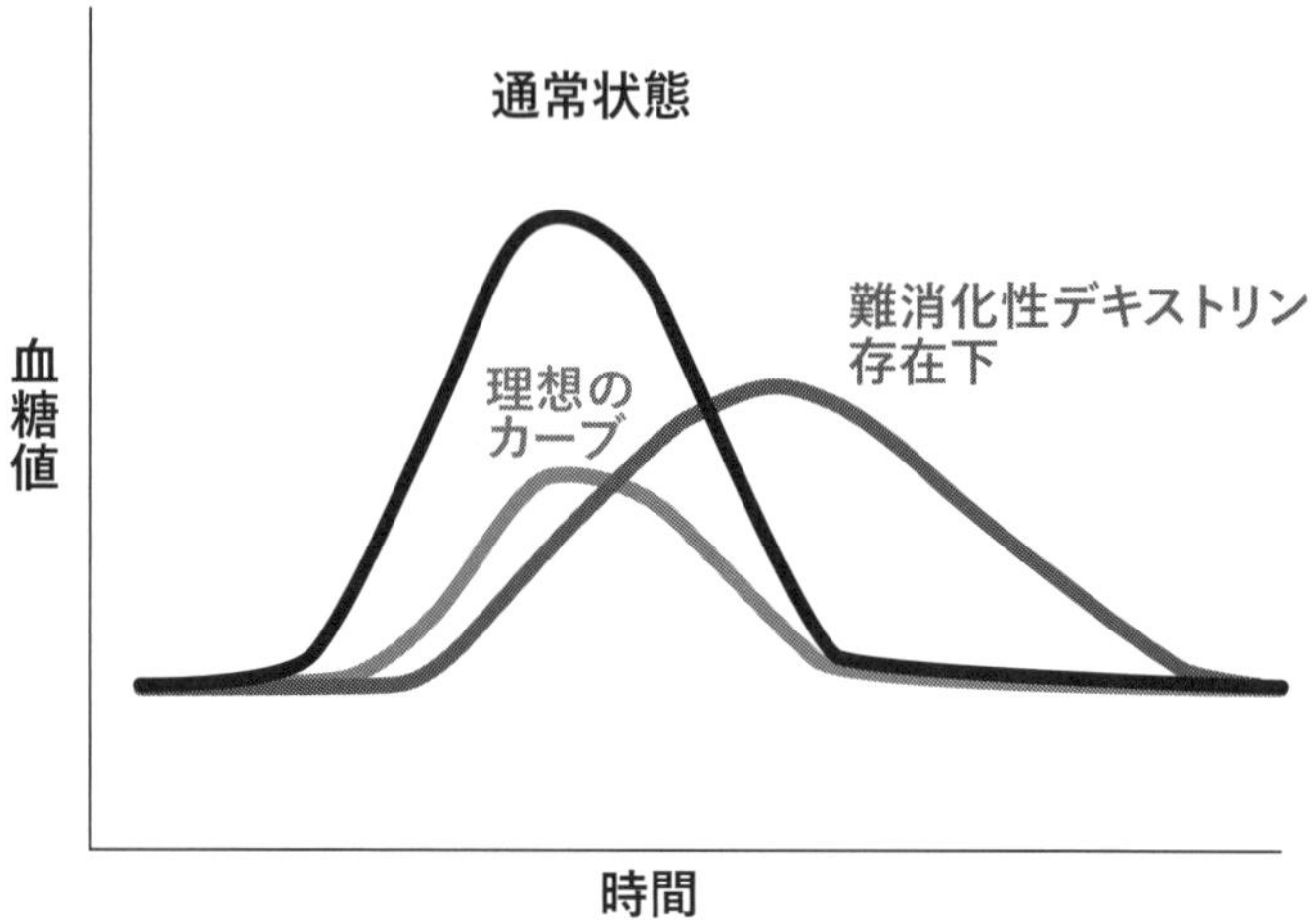

ことができます。総カロリー量の低下を期待するのではなく、血糖値のピークを下げることで動脈硬化は予防できるのです。肥満や糖尿病がなぜダメなのかというと、動脈硬化を起こすからであって、動脈硬化を防ぐ難消化性デキストリンは、その目的に合致しています。

難消化性デキストリンは、ごはんやパン、甘いお菓子などに対して有効ですが、ブドウ糖や果糖が主成分のコーラなどには無効です。なぜなら、難消化性デキストリンはデンプンやショ糖のような糖が2個以上結合し

図表3－2　難消化性デキストリンを含んだ主な飲み物

メーカー	商品名	容量	難消化性デキストリン	カロリー	カフェイン	機能性
アサヒ	ウィルキンソン タンサン エクストラ	490ml	5g	0kcal	0mg	機能性表示食品
キリン	メッツ プラス レモンスカッシュ	480ml	5g	0kcal	0mg	機能性表示食品
伊藤園	毎日1杯の青汁無糖	900ml	25g	13kcal	11mg	機能性表示食品
ダイドー	大人のカロリミット はとむぎブレンド茶	500ml	5g	10kcal	20mg	機能性表示食品
コカ・コーラ	コカ・コーラプラス	470ml	5g	0kcal	45mg	特定保健用食品
サントリー	伊右衛門 おいしい 糖質対策	500ml	5g	0kcal	50mg	機能性表示食品

数値はすべて１本当たりの数

出典：商品ラベルおよび各社ホームページ

た化合物に対してのみ効果を示し、これらがブドウ糖や果糖といった1個の糖に分解されるまでの時間を遅延させるからです（若林、日内分泌会誌8:623-635,1992）。すでに1個の糖になってしまっているブドウ糖や果糖の吸収には影響しないため、残念ながらコーラのようなぶどう糖果糖液糖に対しては、難消化性デキストリンは無効です。このことは飲料メーカーも理解しており、ほとんどの難消化性デキストリン入り飲料にはブドウ糖や果糖が入っていません。

図表3－2に難消化性デキストリンが入った主な特定保健用食品（トク

ホ）および機能性表示食品の飲料をまとめました。内容はどれも大差ないので、どの商品を選んでも結構です。**量も重要ですが、それよりも重要なのは飲むタイミングです。**空腹時ではなく食事と一緒に飲むことが重要で、食前、食後、食事中はどれでも大丈夫です。血糖値が高い人は難消化性デキストリン入り飲料を上手に利用してください。

なお、難消化性デキストリンだけでなくポリフェノールにも血糖値上昇抑制作用があるようです。ポリフェノールのトクホ飲料としては「ヤクルト蕃爽麗茶《ばんそうれいちゃ》」などがあります。

02 中性脂肪が気になるけど、揚げ物が食べたい

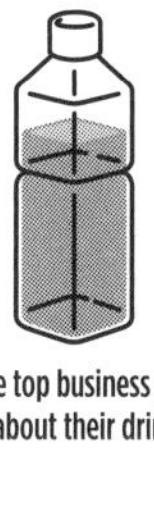

善玉脂肪酸と悪玉脂肪酸

中性脂肪が高いと動脈硬化を促進し、その結果、脳梗塞や心筋梗塞などを引き起こします。そのため、中性脂肪は低いほうがいいのです。

中性脂肪の主成分は脂肪酸です。脂肪酸にはいろいろな種類があり、その性質もさまざまです。脂肪酸は摂り過ぎると動脈硬化を起こしやすくなるので、一般的に脂肪酸は悪玉だとみなして結構です。しかし、なかには例外的に動脈硬化を防ぐ方向に作用する脂肪酸があります。いわば、「善玉脂肪酸」です。例外は非常に多いのですが、わかりやすくするために、両者を簡潔かつ断定的に説明します。

図表３－３　脂肪酸の分類

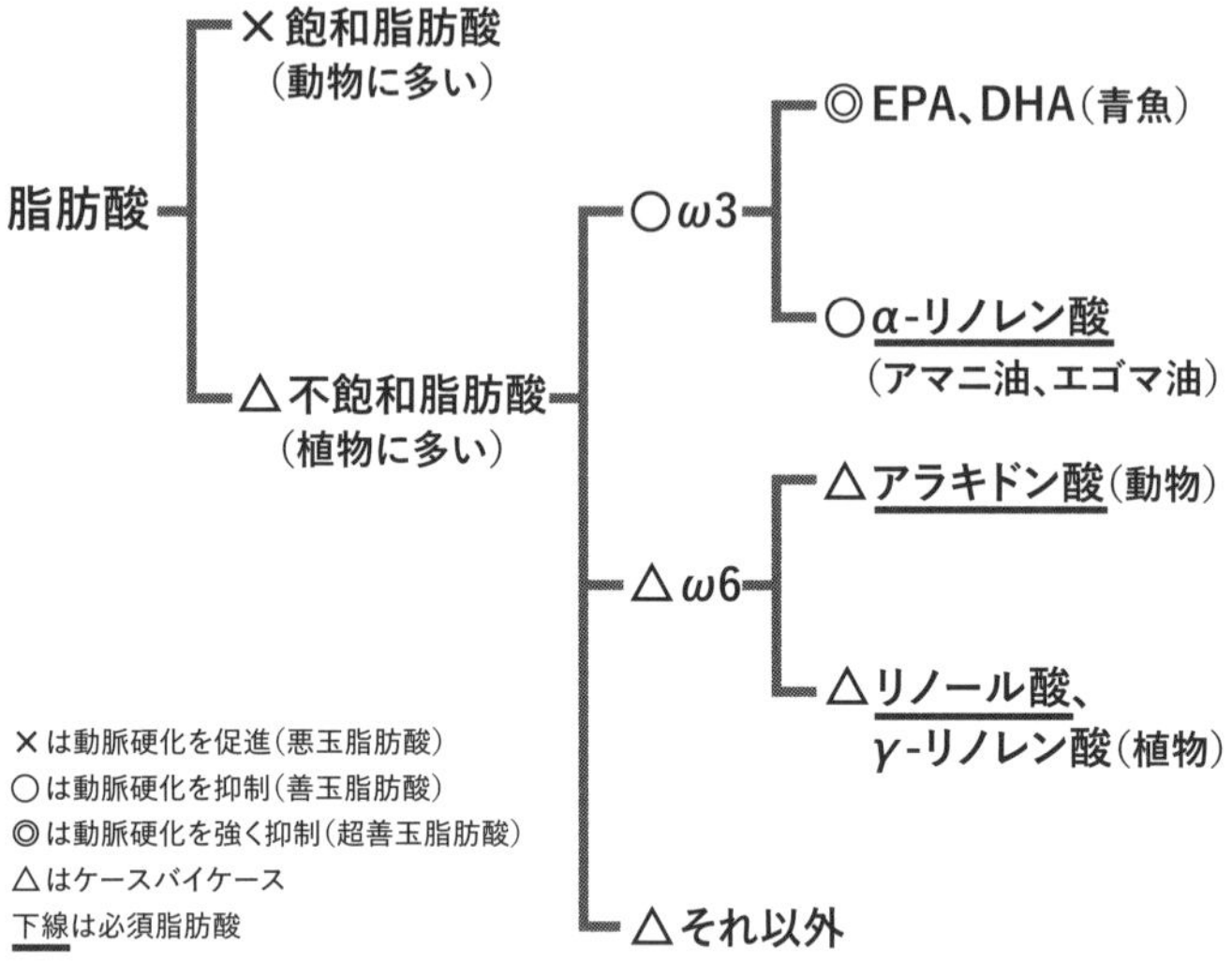

図表３－３をご覧ください。まず、脂肪酸は大きく「飽和脂肪酸」と「不飽和脂肪酸」の2つに分けられます。飽和脂肪酸は恒温動物に多く含まれていて動脈硬化を促進します。一方、不飽和脂肪酸は魚と植物に多く含まれていて動脈硬化をそれほど促進しません。

さらに、不飽和脂肪酸はω３とω６、それ以外の３つに分けられます。ω３にはＥＰＡ（エイコサペンタエン酸）とＤＨＡ（ドコサヘキサエン酸）があり、この2つが動脈硬化を防ぐ重要な脂肪酸です。そのため、ここではＥＰＡとＤＨＡだけ名前を覚えてください。

大半の脂肪酸は体内で合成できるのですが、一部合成できない脂肪酸があります。体内では合成できず、食事で摂らないといけない脂肪酸を「必須脂肪酸」と呼びます。α－リノレン酸、アラキドン酸、リノール酸の3つがありますが、その必要量はそれほど多くなく、通常の食事をしていれば、あえて意識して摂らなくても大丈夫です。

ＥＰＡとＤＨＡは体内で合成できるのですが、人間はその合成能力が弱く必要量をまかなえないため、結局、食事で摂る必要があります。つまり、この2つは実質的な必須脂肪酸です。結論としては、**ＥＰＡとＤＨＡだけがあえて意識して摂る必要がある脂肪酸**と考えていいでしょう。

ＥＰＡとＤＨＡを含んだ飲み物

ＥＰＡとＤＨＡは、イワシやサバのような青魚のなかにたくさん入っています。実はイワシもサバも自分ではＥＰＡとＤＨＡを合成できません。ＥＰＡとＤＨＡをつくれるのは植物性プランクトンだけです。ＥＰＡとＤＨＡをつくった植物性プランクトンを動物性プランクトンが食べ、それを小魚が食べ、それをイワシやサバが食べ、そして、そのイワシやサバを人間がいただいています。われわれの体内にあるＥＰＡとＤＨＡはもともと植物性プランクトンがつくったものです。食物連鎖のありがたさをじーんと感じますね。**ＥＰＡとＤＨＡを摂取すると、血液中の中性脂肪値が下がります。**中性脂肪値が下がれば脳卒中のリスクもおそらく下がるでしょうから、少しは揚げ物を食べた罪滅ぼしになると思います。ただし、カロリーだけで考えると、どんな油もカロリーになるので、揚げ物を食べれば食べるほどカロリー量は増えます。

ＥＰＡとＤＨＡを含んだサプリは錠剤や顆粒が多いのですが、ニッスイから「イマークＳ」というトクホの飲み物が販売されています。さすがは漁業の会社ですね。アルミニウムのボトルに入っていて遮光も完璧だし、味に関しても臭みはなく非常に飲みやすくなっています。

飽和脂肪酸の強みは酸化されにくいことです。これに対し、不飽和脂肪酸は化学的に極めて不安定で、空気中の酸素に触れるとすみやかに酸化されてしまいます。酸化した不飽和脂肪酸はとても体に悪く、飽和脂肪酸よりも体に悪いと思ってください。体への悪影響の強さは、次のようになります。

酸化した不飽和脂肪酸＞飽和脂肪酸＞酸化してない不飽和脂肪酸

そのため、不飽和脂肪酸であるEPAやDHAのサプリメントは、ソフトカプセル（プラスチックのようなものですが、プラスチックではありません）のなかに完全に密閉して空気と接しないようにするなどの工夫がされています。しかし、外国製の安いEPAやDHAのサプリメントのなかにはこの密閉がいい加減なものがあるようで、酸化が心配です。

また、脂肪酸は光に弱く、日光で変性してしまうので、遮光容器に入れるべきです。EPAやDHAのサプリメント、特に外国製の安価なサプリメントを購入するときは十分に注意してください。そして、保存にも注意を払いましょう。

ポリフェノールは中性脂肪を下げる？

ポリフェノールの一種であるお茶のカテキンやコーヒーのクロロゲン酸にも中性脂肪を下げる作用が報告されています。しかし、その威力は微々たるもので、おそらく唐揚げをひと切れ食べるとチャラになる程度でしょう。中性脂肪を下げる作用があるかないかと問われると、まあ、あるにはありますが、その度合い自体は大したことがありません。よって、飲料に含まれているカテキンやクロロゲン酸そのものには過度な期待はしないほうが無難でしょう。

同様に、難消化性デキストリンも血糖値上昇を抑制し、めぐりめぐって中性脂肪を下げる作用があることになっていますが、こちらも中性脂肪を下げる効果に関しては過度な期待はしないほうがいいでしょう。

トクホ飲料になっている中性脂肪を下げる成分の例には、ポリフェノール（サントリー「黒烏龍茶ＯＴＰＰ」）、難消化性デキストリン（サントリー「ペプシスペシャル」）、ヘスペリジン（伊藤園「スタイリースパークリング レモン」）などがあります。

03 コレステロールが気になるけど、ステーキが食べたい

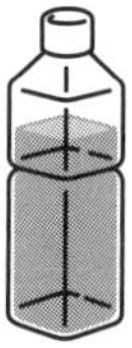

Why are top business people care about their drinks ?

コレステロールは体内でもつくられている

コレステロールは人間の体にとって非常に重要な物質です。コレステロールは口からも摂取しますが、肝臓でも合成され、その合成量は食べ物から得る量の数倍です。それでも、血中コレステロール濃度は食べた量にある程度は比例するようで、やはり、たくさんコレステロールを摂った人は血中コレステロール濃度がそれなりに高くなります。

血中コレステロール濃度がすごく高いと、動脈硬化などを促進することがわかっています。コレステロールが高めの人がまず気をつけたいことは、コレステロールや脂肪を多く含む食品を控えるということです。コレステロールを多く含む食品には卵黄、イクラ、レバー、肉などがあります。1食当たりの量で見ると、ステーキや焼肉はお腹いっぱい食べ

ることが多いので、摂取コレステロールは結構な量になります。なお、牛乳には意外とコレステロールは含まれていませんし、植物系の食品にはコレステロールはまったく含まれていません。

さて、食べてしまったコレステロールをリセットしたいあなたのために、血中コレステロール濃度を下げそうな飲み物と、そのメカニズムを解説します。

コレステロールの体内での動き

肝臓で合成されたコレステロールは胆汁とともに腸に分泌され、食事で摂ったコレステロールと一緒に腸でゆっくりと吸収されます。そして、腸から吸収されたコレステロールは再び肝臓に行き、肝臓から胆汁とともに腸に分泌されて、腸から吸収されて肝臓に……とグルグル回っています。

腸から吸収されるコレステロールは小さな油滴になっている必要があります。この油滴を「ミセル」と言います。もし、ミセルからコレステロールを追い出したら、そのコレステロールは食物繊維などにくっついて、腸で吸収されずにそのまま便として排出されます。

つまり、**ミセルからコレステロールを追い出す物質はコレステロールの吸収を抑える働きがあり、結果として血中コレステロール濃度を低下させるわけです。**なお、わかりやすくするために「ミセルから追い出す」という表現を使っていますが、実際にはもっと複雑なメカニズムになっています。

繰り返すと、腸内に食物繊維があると、コレステロールはミセルから追い出され、食物繊維とくっつき、便として体外に出ていきます。そのため、食物繊維が含まれる野菜や果物にはコレステロールを下げる働きがあるのです。

コレステロールの排泄を助ける飲み物

コレステロール低下効果を検証して、トクホとして認められた飲料もあります。その作用のしくみは食物繊維と似た機序です。例を商品名と一緒に挙げると、大豆たんぱく質（マルサンアイ「国産大豆の調製豆乳」）、茶カテキン（伊藤園「お〜いお茶カテキン緑茶」）、低分子化アルギン酸ナトリウム（カイゲン「コレカットゼロ」）、S-メチルシステインスルフォキシド（サンスター「緑でサラナ」）、キトサン（小林製薬「キトサン明日葉青汁（粉末)」)、さらには調理油ですが、植物ステロール(日清オイリオ「日清こめ油プラス」)などがあります。

結論としては、**コレステロールが気になる人がステーキや焼肉、イクラなどを食べたときは、紹介したトクホ飲料、もしくは野菜果物ジュースを飲むとよいでしょう。**ただし、野菜や果物はジュースにしてしまうと食物繊維の量が減り、その作用の強さも当然、減弱します。でも、飲まないよりはマシですね。

なお、コレステロールは動物だけが持っている油です。植物はコレステロールを持っておらず、代わりにコレステロールによく似た「植物ステロール」と呼ばれる別の油を持っています。つまり、料理用の植物油にはコレステロールという物質はそもそも含まれていないのです。スーパーで売っている植物油のラベルに「コレステロールゼロ」とわざわざ書いてあるものがありますが、もともと植物には存在しない物質なので、そんなの当たり前です。私はスーパーの油脂売り場でこのラベルを目にするたびにツッコミを入れたくなります。なお、植物ステロールにもカテキンなどと同様に人間の血中コレステロール濃度を低下させる作用があります。

04 ダイエット中なのに食べ過ぎてしまった

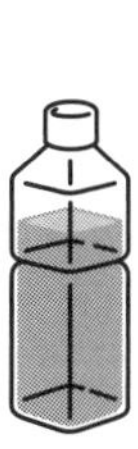

Why are top business people care about their drinks ?

吸収される前に体外に出す

食べてしまったものをチャラにする方法は2つしかありません。吸収される前に体外に出してしまうか、代謝を上げて吸収されたものを消費するかです。前者は要するに下剤です。後者の正攻法的正面突破法は運動による代謝上昇です。しかし、本書を読んでいるあなたは、運動以外の方法をお望みだと推察しますので、食べ過ぎをちょっとだけキャンセルできる飲み物を紹介します。

消化管の開口部は口と肛門の2か所です。食べてしまったものを出すには、口から吐くか、肛門から出すしかありません。口から吐くのは不可能ではありませんが、あまり繁用したくない方法です。もうひとつの出口である肛門から出すには、腸で吸収される前に出してしまわないといけません。それには時間が重要で、吸収される前にすみやかに出してしまう必要があります。この作用を持ったものというのは、早い話、下剤です。

病院で処方される下剤のひとつにセンナという植物からつくった薬があります。たとえば、胃のX線検査でバリウム造影剤を飲んだあとに渡される下剤が、もしエンジ色の錠剤だったら、おそらくそれはセンナ剤です。

センナは薬草なので普通の市販飲料に混ぜ込むことは法律で禁止されています。では、センナに似た作用を持っている植物はないかということで探してきたのが「キャンドルブッシュ」です。キャンドルブッシュはセンナの近縁種の植物で、センナと似た作用、すなわち、お腹を緩くする作用を持っています。そのせいかダイエット飲料として売られています。早い話、これも下剤です。ですから、下剤や便秘改善の効果はありますが、ダイエットの目的のために飲用するのはオススメできません。

別な下剤にニガリがあります。豆腐をつくるときに使うあのニガリです。ニガリの主成分はマグネシウムで、マグネシウムにも下剤の作用があります。ニガリの飲料そのものは売られていないようですが、薄めて使うための濃いニガリ液は市販されています。ニガリもキャンドルブッシュと同じ理由で、ダイエットの目的のためにはオススメできません。

なお、硬水を飲んでお腹がゆるくなるのは、マグネシウム（とカルシウム）のせいです。

代謝を上げて肥満を軽減する

お茶のなかに入っているカテキンには、コレステロールを下げたり、肥満を軽減させたりしたという研究結果があります。これらの研究結果をもとに、カテキンをたくさん含んだお茶が、コレステロールや体脂肪が気になる方に適しているということでトクホとして認可されています。

カテキン以外にも体脂肪や内臓脂肪の減少効果が認められたトクホ飲料はあります。このトクホを1本飲んだから今回の分がチャラになるというのはちょっと無理がありそうですが、まあ、飲まないよりはマシでしょう。代表的な成分と商品名の例を挙げると、茶カテキン（伊藤園「お～いお茶カテキン緑茶」、花王「ヘルシア緑茶α」）、ポリフェノール（サントリー「黒烏龍茶ＯＴＰＰ」）、ケルセチン（サントリー「特茶ＴＯＫＵＣＨＡ」）、アラギン・アルギニン・フェニルアラニン混合物（明治「ヴァームスマートフィットウォーター」）、ガセリ菌ＳＰ株（雪印メグミルク「ガセリ菌ＳＰ株ヨーグルト」）などです。

しかしながら、効果が見られなかったという研究結果もあり、有効であるという報告と有効性は見られなかったという結果の両者が存在しています。さらに、**有効であるという報告も、その有効の程度は微々たるもので、とても食べ過ぎた分をキャンセルできるレベルではありません。**カテキンだけでなく、ポリフェノールなども同様です。どちらも肥満に対して有効と無効の両方の研究結果があり、たとえトクホだとしても、肥満解消に関してはあまり過度な期待はしないほうがよいでしょう。

外国産のあやしいやせ薬は危険

病院で肥満症の患者さんによく処方する漢方薬に「防《ぼう》風《ふう》通《つう》聖《しょう》散《さん》」があります。肥満に加え、便秘やむくみや動悸などがある患者さんに処方しています。こちらは風邪や二日酔いの漢方薬と違って、ドリンク剤は販売されていないようです。

警鐘の意味で禁じ手についても説明しておきます。たとえば、甲状腺から分泌される甲状腺ホルモンは全身の代謝を上げて、結果的にやせさせる作用があります。甲状腺ホルモンが出過ぎる病気がバセドー病です。ネットで見かける外国産の怪しげなやせ薬はこの甲状腺ホルモンを含んでいることがあり、非常に危険なので購入しないようにしてください。もちろん、日本国内ではこの手のサプリの製造販売は禁止です。もし、**食べ過ぎてもやせることができる飲み物があるとしたら、この甲状腺ホルモンを含んだ危険な飲み物の可能性が高いです。**

合わせ技なら少しは挽回できる？

結局、ダイエット中に食べ過ぎてしまったとき、その食べ過ぎた分を不健康にキャンセルするには絶食、健康的にキャンセルするには運動ということになります。残念ながら1本飲めば、めでたくキャンセルという都合のいい飲み物はないようです。

しかしながら、合わせ技なら少しは挽回できます。その合わせ技的な方法とは次の通りです。まず、すぐトイレに行ってウンチをする。同時にトクホのドリンクを飲んで水分を補給する。その後の食事は軽いものか野菜果物ジュースなどにする。加えて歩行やスクワットなどの運動をできるだけ実行する。そして、便秘気味の人は下剤やキャンドルブッシュ、さらには防風通聖散を試してみるというのはいかがでしょうか。

05 血圧が高いけど、塩辛いものが食べたい

日本人は食塩を摂り過ぎている

血圧が高めの人は食塩（塩化ナトリウム）の摂取を制限する必要があります。一般に日本人は食塩を摂り過ぎているので、血圧が高めの人はさらに意識して食塩を避ける必要があります。厚生労働省「日本人の食事摂取基準（２０２０年版）」では成人男性７・５ｇ、女性６・５ｇという数値になっていますが、これはもっと少ないほうがいいという考えのうえで策定されていて、ＷＨＯでは５・０ｇ未満を推奨しています。しかし、一般の日本人にとって５・０ｇという数値はハードルが高過ぎるせいか、食事摂取基準では現実的な数値目標として、前述した数値を掲げています。

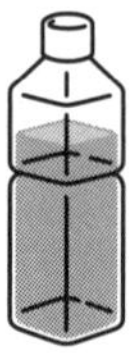

Why are top business people care about their drinks ?

血圧が高めの人にとって、ナトリウムを摂ると一番困るのは血圧が上がることです。その解決策としては、摂ったナトリウムをうまく捨てること、そして、上昇するであろう血圧を下げることの２つがあります。

飲み物でナトリウムを捨てるには？

摂ったナトリウムを尿中に捨てる方法があります。それはカリウムを摂ることです。ナトリウムとカリウムは互いに同じ場所を占拠し合うような性質があり、カリウムをたくさん摂ると、その分、ナトリウムが出て行ってくれて、摂り過ぎたナトリウムを少しはチャラにできます。このようにカリウムはたくさん食べたほうがいいので、１日当たり男性は２・５ｇ、女性は２・０ｇ以上摂取するとよいでしょう（厚生労働省「日本人の食事摂取基準２０２０年版」）。可能ならば、血圧のために３・５ｇは摂りたいところです。

カリウムは野菜や果物にたくさん含まれています。そのため、野菜ジュースや果物ジュースがオススメです。通常の野菜ジュース２００mlには、およそ０・５ｇ程度のカリウムが含まれており、十分満足できる量だと思います。なお、果物はその種類によってカリウムの含有量に幅があり、たとえば、ブドウは果物のなかでカリウム含有量が少なく、ブドウジュース２００mlのカリウム含有量は０・０６g程度です。ミックスジュースは材料がまちまちなので、当然ながらカリウム含有量に大きな幅があります。カリウム摂取目的でジュースを購入する場合は、ラベルを見てカリウム含有量を確認してください。**ジュース１本当たり０・５g以上のカリウムがあれば合格と言えます。**なお、野菜ジュースには味を整えるために食塩を添加したものもあるので、血圧を下げるために「食塩添加の野菜ジュース」を飲むのは正しくありません。

　腎機能が正常なら、過剰なカリウムはすべて尿中に捨てられるので、カリウムに摂り過ぎはありません。よって摂取上限量は設定されておらず、摂れば摂るほど体にいいと思ってください。ただし、腎臓が悪い人は過剰なカリウムをすべて捨て去ることができず、摂り過ぎると体内に蓄積してしまい非常によろしくない場合があります。腎臓が悪い人がカリウムの摂取、すなわち野菜や果物を摂取するときは医師とよく相談してください。

血圧を下げる効果が期待できる飲み物

血圧を下げる効果のある食品成分としては、酢、ＧＡＢＡ、ペプチドなどがあります。酢の詳細はＰＡＲＴ２の06をご覧ください。

ペプチドとはアミノ酸が数個結合したものです。昔の栄養学では、食べたたんぱく質は腸で１個１個のアミノ酸にまで分解されてから、アミノ酸単体のかたちで吸収されると考えられていました。しかし、よくよく調べてみると、アミノ酸が２～３個結合したかたち（これがペプチドです）でも腸から吸収されることが明らかになり、モノによってはそのペプチドが人体によい作用を示すことがわかってきたのです。

そのひとつの例が血圧を下げる特殊なペプチドです。このペプチドだけでなく、酢やＧＡＢＡにも血圧を下げる作用があります。これらのトクホ飲料の例にはペプチド（サントリー「胡麻麦茶」）、酢（ライオン「トマト酢生活」）、ＧＡＢＡ（ヤクルト「プレティオ」）などがあります。

06 お酒を控えるように言われているけど、それでも飲みたい

Why are top business people care about their drinks ?

自分のアルコール耐性を知る

お酒を控えないといけない大きな理由は、「素行が悪くなる」「二日酔いが困る」「肝臓に悪い」「アルコール依存症になる」あたりでしょうか。二日酔いや肝臓に関してはPART2の17も参考にしてください。

お酒を飲み過ぎたときの基本的な対処法は「水を飲んで安静にする」です。同時に肝臓にいいと言われている飲料を摂取するようにしましょう。アルコールの肝臓への負担度は、アルコールの総摂取量で決まるようです。休肝日をつくるといいという話もありますが、実際は休肝日の有無よりも1週間のアルコール総摂取量のほうが重要なようです（Marugame et al. Am J Epidemiol 165: 1039-1046, 2007）。

図表3－4　アルコールパッチテスト

①ガーゼに消毒用アルコール（70%）をしみ込ませて上腕に絆創膏で貼る

②7分後に剥がして、その部を観察

③さらに10分間そのまま放置したあと、その部を観察

（所要時間合計17分）

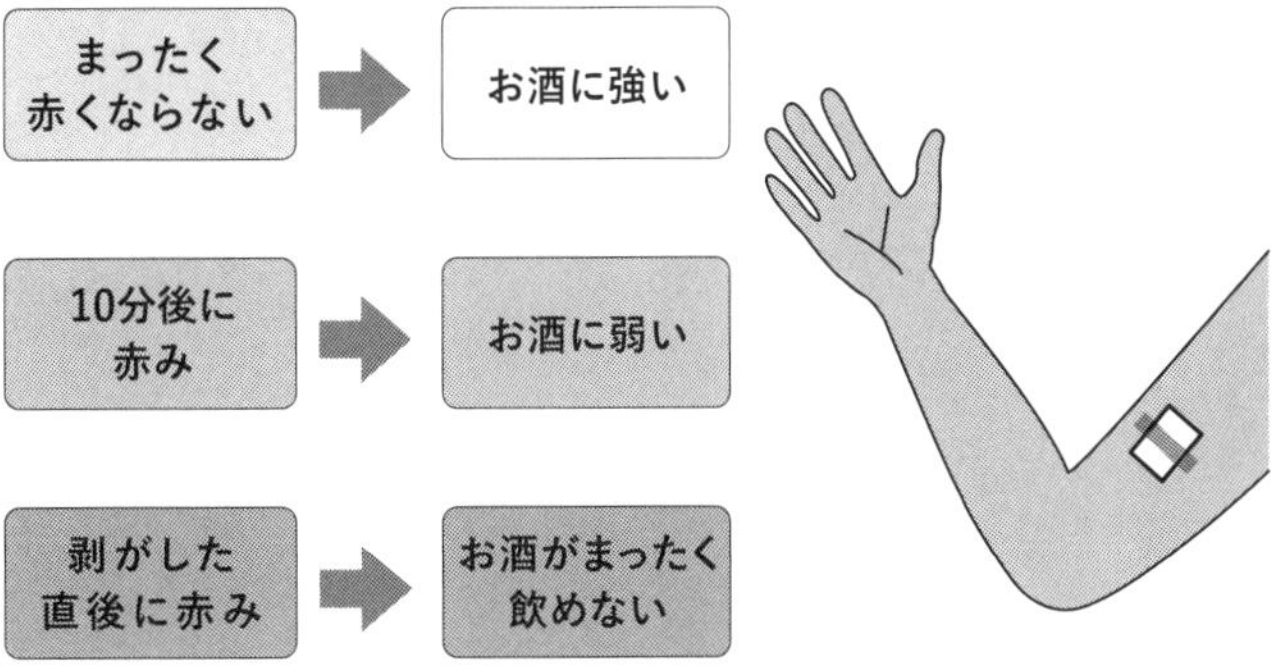

出典：樋口 進、エタノールパッチテストの意義.日本臨床, 55: 582-587.1997

まずは自分がお酒に強いか否かを医学的な面から正しく知っておくことが大切です。「アルコールパッチテスト」や「アンケートによる簡便法」である程度は予想できます（図表3－4、図表3－5）。後者は原本をモディファイしたものが「東大式検査法」などといった名称でネット上に拡散しているので、ご覧になった方も多いと思います。自分の生まれつきの肝臓の能力をまず理解しておいてください。

人間の遺伝子は1組、つまり2個でワンセットになっており、お酒を分解する酵素（アセトアルデヒド脱水

図表3－5　アセトアルデヒド脱水素酵素2表現型スクリーニングテスト

症状	いつも出る	時々出る	出ない	得点
顔が赤くなる	-10.04	5.22	8.95	
顔以外の部分が赤くなる	-0.43	-2.98	1.20	
かゆくなる	3.37	-3.89	0.38	
めまいがする	-0.58	-1.27	0.25	
眠くなる	0.31	0.36	-1.03	
不安になる	0.00	-4.11	0.10	
頭が痛くなる	-0.79	0.07	0.01	
頭の中が打つように感じる	0.83	0.62	-0.24	
汗をかく	-3.25	1.43	-0.44	
心臓がドキドキする	-1.88	0.04	0.26	
吐き気がする	-10.07	0.19	0.03	
寒気がする	-8.15	-2.42	0.14	
息が苦しくなる	-4.34	2.69	-0.19	
合計				

各得点の合計点がプラスならお酒に強い、マイナスならお酒に弱いを示す

出典：Yamada K et al. Questionnaire for detecting the phenotype of low Km ALDH (ALDH2). In: Kuriyama K et al (eds). Biomedical and Social Aspects of Alcohol and Alcoholism. Amsterdam: Elsevier Science Publishers; 1988. pp481–484

素酵素2）の遺伝子も2個でワンセットになっています。ところが、この遺伝子が欠落している人がおり、結局は3つのグループに分けられます。すなわち、2個持っている人、1個だけ持っている人、持っていない人の3パターンです。そして、これが遺伝子的に「お酒に強い」「お酒に弱い」「お酒がまったく飲めない」に相当します。

日本人は、お酒に強い人が約6割、弱い人が約4割、まったく飲めない人が約4％と言われています。自分がどのグループに属するのかは正しく知っておいてください。いままで

の経験上、ある程度は予想がついているかと思いますが、正確に判別するには遺伝子検査が必要です。

お酒に強い人は、たくさん飲んでもいいという意味ではないこと、飲み過ぎるとアルコール依存症になる可能性が高いことは認識するべきです。お酒に弱い人も安心はできません。強くなろうとがんばってお酒を飲み続けた結果、アルコール依存症になってしまった人も一定数います。

「イヤなことを忘れる」は必須スキル

ほとんどの人は自分の記憶力不足に悔しさを感じたことがあると思います。一方、人生では経験を重ねるごとに情報量が増えてくるので、「忘れる能力」も重要です。仕事ではトラブル処理や上司からの叱責、部下の失敗などイヤなことが多々あります。家庭もうまくいってなかったらアタマ痛いですよね。それらを全部引きずるとメンタルを壊します。

そこで重要になるのが忘れる能力です。イヤな気持ちを引きずらず、気分をサッと変えて、新たな気持ちで次の事柄にきちんと向き合えるかどうかが、できるビジネスパーソンには問われます。

忘れる能力が不足し、気分転換ができないと「逃げ」を起こします。一番多いのはお酒に逃げることです。酔っ払って愚痴を言う人は、アルコールの力を借りてイヤなことを忘れているのだと思います。そして、忘れる能力がもっと低いと、毎日お酒の力を借りないと自分を維持できなくなり、その積み重ねで依存症になってしまうのだと思います。つまり、アルコール依存症の何割かは、忘れる能力の不足によるものだと私は思っています。アルコールに限らず、さまざまな依存症は、現在や過去にあったイヤなことを忘れたくて依存に走っているのではないでしょうか。

もし、自分の記憶力不足を実感しても、それを憂うことはありません。むしろ長所だと考えるべきです。そして、いろいろなことをどんどん忘れていってください。

依存症になる人は、こだわりが強く、がんばり過ぎたり、頑固過ぎたりする性格の人が多いようです。起きた出来事に対して、いい意味で適当に、楽しみながら対処してきた経験が少なかったのだと思います。何事も気楽に中庸でいきましょう。

07 いつまでも若々しく見られたい

若々しさを保つ飲み物

外見が若々しく見られる大きな要因は、体型と皮膚の張りでしょうか。体型に関しては、余計な脂肪がついておらず、筋肉がほどよく発達していて姿勢がいいことですね。余計な脂肪を減らすにはカロリーオーバーを避けることです。実行しやすい具体的な方法のひとつは、異性化糖を含んだ飲料（早い話コーラです）を避けることです。果糖の瞬間的大量摂取は体内でいろいろな悪いことをするようで、健康の敵だと思ってください。

筋肉をつけるにはたんぱく質です。常飲するなら牛乳、ヨーグルト、豆乳がいいでしょう。運動習慣がある人はプロテイン飲料も適していると思います。余計な脂肪がなく、筋力が保たれていたら身軽でフットワークもよくなり、若々しく見られます。

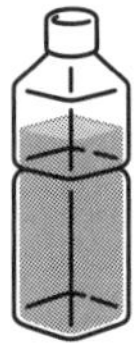

Why are top business people care about their drinks ?

皮膚の張りのためには、脱水がないこと、ビタミン類を含めた栄養素が十分摂取できていることが必須条件です。皮膚の主成分はコラーゲンというたんぱく質ですが、コラーゲンそのものを摂っても、腸でアミノ酸に分解されてしまいます。**食べたコラーゲンがそのまま皮膚のコラーゲンになるわけではありません。**コラーゲンそのものを摂取しても、皮膚の張りとは直接関係しないので期待しないようにしましょう。皮膚への効果はコラーゲン飲料も牛乳も豆乳も同レベルです。ついでに言うと、人間の皮膚はその部位によらず、顔も手足もお腹も背中も全部同じ皮膚なので、百歩譲ってもし皮膚がプルプルになるとしたら、顔も手足もお腹も背中も全部同じ度合いでプルプル度が増すはずです。背中を差し置いて、顔だけプルプルになることはあり得ません。なお、コラーゲンそのものの摂取は尿路結石のリスクになります。これはＰＡＲＴ３の08で説明します。

若々しさは体の内側から醸し出さないといけません。そのためには内臓が健康である必要があり、食欲があることと便秘しないことが重要です。便通に対しては、食物繊維や乳酸飲料が重要です。若さには肝臓の機能も重要となりますが、お酒を控えると同時に肝庇護作用のある飲料を飲むといいでしょう。

男性は男性ホルモンもほしいですね。残念ながら男性ホルモンを含んだ飲み物はありません。しかし、体内の男性ホルモンの分泌を活発化させそうな飲み物はＰＡＲＴ２の19で紹介しました。ここで悩ましいのは頭髪です。男性ホルモンが多いと頭髪が薄くなりやすくなります。頭髪と男性ホルモンはトレードオフの関係があり、どちらか一方しか選べません。どっちを選ぶかは人それぞれかと思います。

女性には女性ホルモンがほしいですね。男性ホルモンと違って、女性ホルモンの類似物質は飲み物からも摂取できます（ＰＡＲＴ２の11参照）。豆乳（および大豆製品）をたくさん飲んで、ぜひ若々しさを保ってください。

早く老ける飲み物

実年齢よりも早く老け込む飲み物の代表はお酒です。毎日お酒を飲んでいる人は、見た目も、そして、実際にも老け込むのが早いようです。皮膚のツヤや張りが少ないのは、アルコールによる脱水を繰り返したせいなのかもしれません。

ビールのホップにはナリンゲニンという物質が含まれています。これは女性ホルモンと似た作用を示します。つまり、テストステロンに対抗するわけです。毎晩、ビールを大瓶で2本以上飲んでいるような人は、ナリンゲニンの影響が出てテストステロンの効果が低下している可能性があります。そのような人は肥満体型のことが多く、肥満があると、これまたテストステロンの分泌が抑制されます。もし、ビール好きで小太りのあなたのテストステロン分泌が減っていたら、その原因は、ビールや肥満が疑われますし、加齢などのほかの原因の可能性もあります。おそらくすべてが加担しているでしょう。

ポリフェノールが持つ抗酸化作用の真実

老化の原因のひとつが酸化です。時間とともに体内のいろいろなものが酸化して、それが老化につながっていると考えられています。そして、酸化を防ぐのが還元剤です。還元剤の代表にポリフェノールがあります。

ポリフェノールとは、ある特定の化学構造を持った物質の総称で、数千もの種類があります。お茶のカテキンもコーヒーのクロロゲン酸も、さらには大豆のイソフラボン、ブルーベリーのアントシアニンも、すべてポリフェノールです。

ポリフェノールはその構造上、化学的には還元作用（抗酸化作用）を示します。しかし、生物学的には、体への効果がいいものから悪いものまで千差万別です。ポリフェノールが入っているからすべからく体にいいというわけではありません。

たとえば、ブルーベリーやナスの紫色は、アントシアニンです。つまり、ブルーベリーとナスは同じポリフェノールを持っているということです。もし、ブルーベリーの紫が体や目にいいのなら、同様にナスの紫も体や目にいいはずです。

赤ワインの色は多数の化合物の総和の結果として、赤色を呈していますが、その成分の大部分はポリフェノールです。**フランス人はイギリス人に比べて長生きなのですが、その原因が赤ワインのおかげなのかは証明されていません。**効果を示す量のポリフェノールを赤ワインで摂ろうとすると、かなりの量の赤ワインを飲まねばならず、ポリフェノールの優れた効果が現れる前に、アルコールによって肝臓がダメになるはずです。「ポリフェノールが入っているから赤ワインは体にいい」は、おそらくフランス人がつくった赤ワインの宣伝文句だと思います。

08 尿路結石を防ぐ飲み物はある？

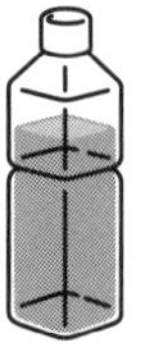
Why are top business people care about their drinks ?

尿路に結石ができるのはなぜ

尿路結石の既往がある人は多いかと思います。突然の激痛で、七転八倒しつつ救急病院を受診しても特効薬がなく、痛み止めをもらって石の排出を待つだけだった人が大半でしょう。尿は腎臓でつくられ、尿管を通って膀胱に行き、尿道から外に出ていきます。尿の通り道を「尿路」と言います。石は腎臓にあれば腎臓結石、尿管にあれば尿管結石、膀胱にあれば膀胱結石、尿道にあれば尿道結石（これはマレ）です。全部をまとめて尿路結石と呼びます。通路の幅としては尿管が一番狭いので、石が引っかかる場所は通常、尿管であり、痛みで救急病院を受診する人の大半は尿管結石です。

尿にはいろいろな物質が含まれています。その物質のなかには水に溶けにくいものもあり、濃度が上がると析出してくることがあります。尿路結石の成分の大半はシュウ酸カルシウムです。シュウ酸はカルシウムと結合しやすく、両者が結合したシュウ酸カルシウムは溶解度が低く、容易に固体となって析出してきます。通常は非常に小さな結晶で、そのまま何事もなく外に排出されます。しかし、析出したシュウ酸カルシウムはときどき大きく成長して、尿管を塞ぎ、尿の流れをせき止め、腎臓から尿がうまく流れ出ずに激痛を引き起こします。

シュウ酸の由来のひとつは食べ物からで、ほうれん草などの葉野菜がシュウ酸をたくさん含んでいます。野菜のアクの主成分がシュウ酸です。食べ物に含まれるシュウ酸は水に溶けた状態であり、腸から吸収されます。このとき、腸のなかにカルシウムがあると、シュウ酸カルシウムを形成して腸のなかで析出してしまい、固体のまま便中に排泄されます。つまり、腸のなかにカルシウムがあるとシュウ酸は吸収されないのです。

一方、腸のなかにカルシウムがなかったら、シュウ酸はそのまま腸から吸収され、体内をめぐったあと、腎臓から尿中に排出されます。この尿中のシュウ酸がやはり尿中にあるカルシウムと結合してシュウ酸カルシウムとなって析出して石となるわけです。「カルシウムをたくさん摂ると、すなわちカルシウムが腸にたくさんあると結石はできにくく、逆にカルシウムの摂取量が少ないと、腸にカルシウムが少なくなり、結石ができやすくなる」というメカニズムをご理解ください。つまり、**結石を防ぐためにはカルシウムをたくさん摂るべきであり、カルシウムが不足すると結石ができやすくなるということです。**

結石ができにくい飲み物、できやすい飲み物

カルシウムをたくさん含んだ飲み物は牛乳です。**「尿路結石には牛乳がいい」**と覚えてください。結石の既往がある人は、普段の食事で小魚などからカルシウムをたくさん摂るようにしたうえで、牛乳を飲むことを意識してください。**豆乳はカルシウムが少ないので牛乳の代わりにはなりません。**

また、シュウ酸カルシウムが析出するには、ある程度の濃度が必要です。逆に濃度が薄ければ析出しません。したがって、尿量自体を増やせば、尿中のシュウ酸カルシウムは薄められて濃度は下がるので、結石は析出しにくくなります。つまり、水をたくさん飲んで、尿量を増やす（イコール薄い尿を出す）ことが大切です。結石の既往がある人は、普段からたくさん水を飲むようにしましょう。目的は尿量を増やして薄い尿にするためです。

ただし、飲み物ならなんでもいいわけではありません。結石の直接的な原因はシュウ酸なので、シュウ酸を多く含む飲み物は避ける必要があります。市販の野菜ジュースは、かなり丁寧なシュウ酸の除去操作がしてあり、きちんとしたメーカーの野菜ジュースならシュウ酸含有量に関しては気にしなくても大丈夫です。

では、お酒（ビールやワイン）やコーラ類はどうでしょうか。どちらも尿量を増やすので、結石のリスクを下げそうですね。お酒は確かに結石ができにくくなりますが、糖の入ったコーラ類はかえって結石ができやすくなります（Ferraro et al. Clin J Am Soc Nephrol. 8,1389-1395,2013）。この理由はまだよくわかっていませんが、どうもコーラに含まれている果糖が悪さをしているようです。本当に果糖ぶどう糖液糖はろくなことをしません。

お茶にもシュウ酸が含まれています。しかし、その含有量はお茶の種類によってまったく違い、玉露に多く、ほうじ茶には少ないです（図表3－6）。尿路結石が気になる人がお茶を飲むなら、ほうじ茶にするといいでしょう。

コーヒーや紅茶にもシュウ酸は含まれているので、ミルクを加えて飲むのは非常にいいことです。この場合のミルクはカルシウム摂取が目的なので牛乳限定です。豆乳やコー

図表3－6　お茶に含まれるシュウ酸

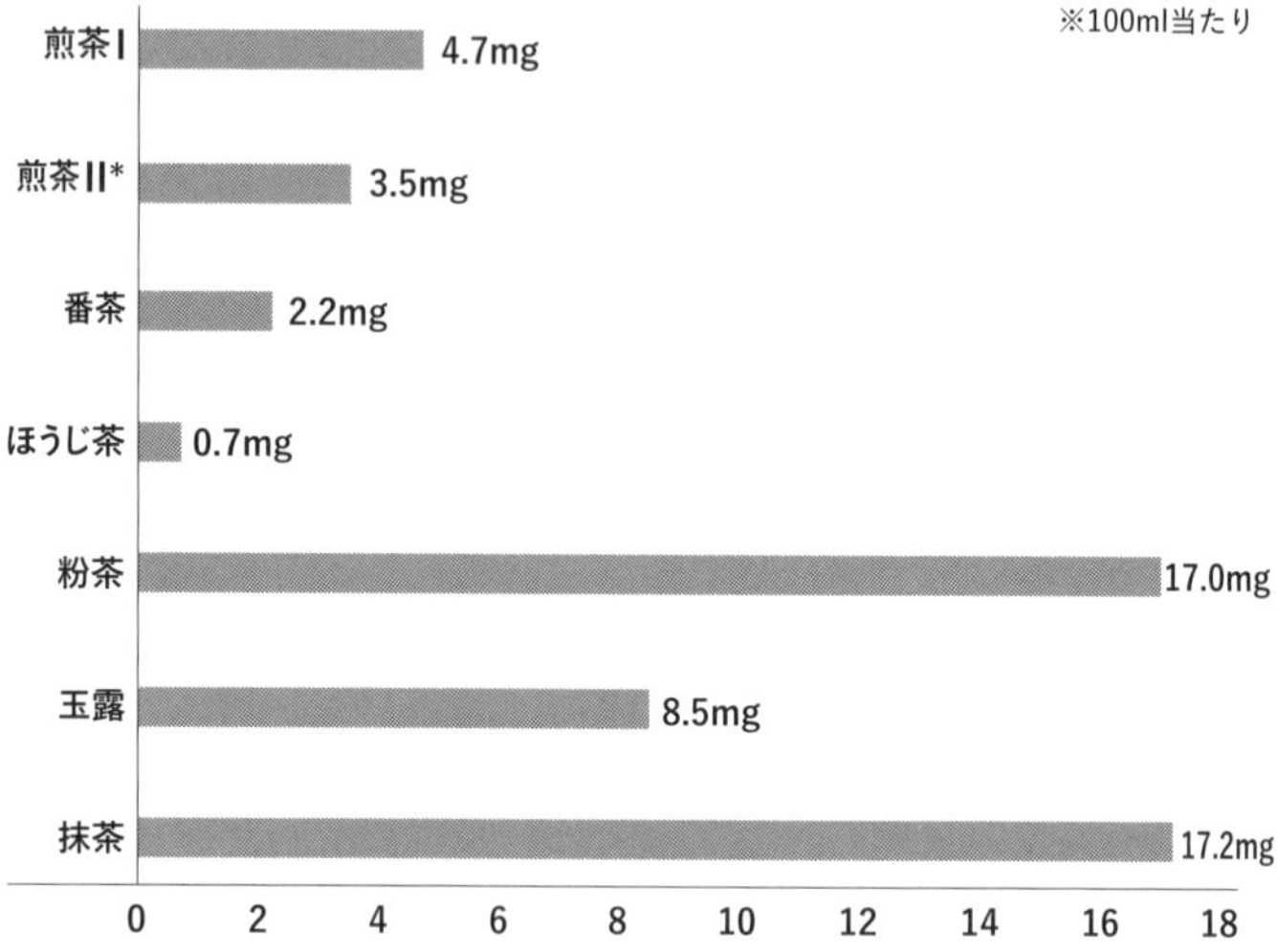

＊ 煎茶Ⅰとは別の県産のお茶。価格はⅠの半額

出典：中原. 栄養と食糧. 27:36-38, 1974

ヒーフレッシュ（植物性油脂を乳化させたもの）では代用できません。なお、コーヒーを飲むと尿量もそれなりに増えるので、結局はコーヒーや紅茶は結石のリスクを下げるようです（Ferraro et al. Clin J Am Soc Nephrol. 8,1389-1395,2013）。これはミルクを入れて飲む場合が多いからかもしれません。

　Ferraroさんの論文には、結石に対する飲み物のリスクが示されていて、コーラは結石のリスクを33％上昇させています。逆にコーヒーは26％、紅茶は11％のリスク低下です。ちなみにお酒では、赤ワインは31％、白ワインは33％、ビールは41％リスクを低下させたそうです。

まとめると、尿路結石が気になる人は、次の6点に気をつけてください。

①牛乳を飲むようにする
②水分をたくさん摂取して尿量を増やす
③お茶はほうじ茶を飲むようにする
④紅茶やコーヒーには牛乳を入れて飲む
⑤お酒と野菜ジュースは飲んで構わない
⑥コーラはなるべく飲まないようにする

これらは尿路結石の非発作時、すなわち症状のないときの話です。発作時、すなわち尿路結石の痛みで七転八倒しているときは、水の大量摂取はダメです。かえって痛みが強くなります。痛みの原因は、石が尿管を物理的にチクチク刺激しているからではありません。尿管の石がその位置で尿の流れを妨げていることにより、腎臓から尿がうまく流出してくれず、溜まってしまった尿で腎臓がパンパンに膨れ上がったからです。つまり、痛みのフォーカスは腎臓にあるのです。このとき、水をたくさん飲むと、尿量が増えて腎臓がもっとパンパンに膨れるので、痛みはさらに増強してしまいます。尿路結石の予防には飲水奨励なのですが、痛みの発作中には水分を摂り過ぎてはいけません。当然ですが、尿路結石で痛みがあるときにはビールを飲んではいけません。

ここで飲み物の話からは少し離れますが、ほうれん草料理の場合は、調理中に湯通しなどでシュウ酸を減らし、食べるときはちりめんじゃこのようなカルシウムの多い小魚と一緒に食べると、尿路結石のリスクを減らせます。もちろん、牛乳と一緒でもＯＫです。また、コラーゲンに多く含まれているヒドロキシプロリンというアミノ酸は、体内で代謝されてシュウ酸になります。尿路結石の既往のある人は、コラーゲンたっぷりのプルプル料理はたくさん食べないほうが無難かもしれません。

なお、尿路結石と混同されがちな病気に、「胆石」があります。どちらも結石で痛みを起こしますが、両者はまったく別の病気です。胆石は肝臓から分泌される胆汁において、その胆汁中の成分が析出して胆嚢（および胆道）内に石を形成したものです。尿中の物質が尿路で析出したのが尿路結石、胆汁中の物質が胆嚢や胆道で析出したのが胆石です。両者はお互いに関連性はないので、混同しないようにしてください。

09 膀胱炎を防ぐ飲み物はある？

大腸菌と膀胱炎

尿は腎臓でつくられ、尿管を通って膀胱に溜まります。そして、ある程度溜まったら、尿道から外に排出されます。この経路を尿路、そして尿の出口を「外尿道口《がいにょうどうこう》」と言います。

膀胱炎を起こすバイ菌は、外界から侵入してきます。すなわち、外尿道口から侵入して尿道を通って膀胱へと進んでいきます。そして、膀胱でバイ菌が繁殖したら膀胱炎になります。普通の膀胱炎では下腹部違和感、排尿痛、残尿感などの症状があり、頻繁にトイレに行きたくなります（頻尿と言います）が、あまり熱は出ません。

膀胱炎を起こすバイ菌のほとんどは大腸にいたバイ菌、すなわち大腸菌です。女性の外尿道口は肛門の近くにあり、尿道の長さも男性に比べて短いので、バイ菌が割とすんなり

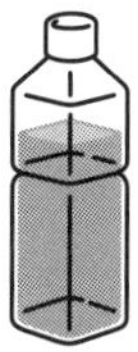

Why are top business people care about their drinks ?

膀胱まで到達しやすいのです。そのため、膀胱炎は女性に多い病気です。膀胱炎を防ぐ第一のポイントは外尿道口を清潔に保つことです。

膀胱炎と飲み物

バイ菌は尿道を尿の流れに逆らいながら膀胱までたどり着かないといけません。そのため、頻繁に排尿動作を行うことは、尿道にいるバイ菌を頻繁に洗い流すことにつながるので、非常にいいことです。頻繁に排尿するためには、水分をたくさん飲んで、尿量を増やす必要があります。よって、膀胱炎を防ぐ第二のポイントは、とにかく水をたくさん飲んで、頻繁にトイレに行くことです。

膀胱まで到達したバイ菌は、あっという間に繁殖します。好条件下では大腸菌1匹が2匹に分裂するのに20分しかかかりません。20分と仮定して計算すると、3時間おきにトイレに行くのと、6時間おきにトイレに行くのでは、3時間差があるので、排尿直前の菌数は、後者は前者の2の9乗倍、すなわち約５００倍の数の菌が膀胱内にいることになります。

逆に、予定より1時間早くトイレに行くだけで、膀胱内の菌数は8分の1に抑えられます。尿道だけでなく膀胱に関しても、頻繁にトイレに行くことの重要性がご理解いただけたでしょうか。とにかく、水をたくさん飲んで尿量を増やすことと、オシッコを我慢せずに頻繁にトイレに行くことが大切です。

膀胱炎に関しては、飲み物の種類は問いません。とにかく質より量で考えてください。寝る直前にトイレに行く習慣は身につけておきましょう。なお、糖尿病の人は尿中にブドウ糖が存在しています。ブドウ糖はバイ菌の非常によいエサです。よって、もしバイ菌が膀胱に侵入したら、そのブドウ糖をエサにバイ菌はさらに元気よく繁殖してしまいます。これが糖尿病の人が膀胱炎を起こしやすい原因のひとつです。

膀胱内のバイ菌が腎臓までたどり着くと腎盂腎炎《じんうじんえん》を起こします。膀胱炎では熱は出ないのですが、腎盂腎炎になると高熱などの強い症状が出ます。腎盂腎炎は結構ヤバい病気なので、膀胱炎の症状を自覚したときに熱が出たら、必ずすみやかに病院に行ってください。

社名（一部省略）	売上*1	研究費割合（%）	広告費割合*2（%）	人件費割合（%）	法人税割合（%）	株主配当割合（%）	質問への対応
サントリー	12.1	1.1	16.6	11.8	3.6	0.4	△
アサヒ	11.8	0.6	8.3	7.7	2.1	2.4	○
キリン	9.6	3.8	9.0	10.4	1.7	3.0	○
大塚	7.9	21.7	9.6	5.5	2.3	3.6	◎
明治	5.3	3.1	9.8	8.6	3.6	2.4	○
コカ・コーラ	4.1	0.0	13.4	12.1	−0.8	1.1	○
森永乳業	2.7	0.9	11.5	5.4	2.9	0.7	○
サッポロ	2.3	0.6	不明	13.9	2.0	0.7	△
ヤクルト	2.2	2.0	5.9	12.0	4.9	2.4	○
伊藤園	2.1	0.4	21.0	11.9	1.8	1.3	○
江崎グリコ	1.8	1.5	17.1	6.9	2.1	1.3	○
カゴメ	1.0	2.0	6.7	9.5	2.1	1.7	○
ダイドー	0.9	0.7	16.6	8.7	1.1	0.6	△

＊1　売上はカゴメを１としたときの比率

＊2　広告費割合には販売促進費や販売手数料を含む

各社の2021年度連結財務諸表における数値を基礎に著者が集計・計算。会社により、採用する会計基準や勘定科目名称に違いがあるため、集計対象が完全には整合していない点に留意。特に大塚HDは他社と平仄が揃っていません。なお、読者へのわかりやすさを最優先に著者流の考え方で解析したため、各項目（特に法人税割合と株主配当金割合）に関しては各企業の考え方と齟齬がある可能性があります

COLUMN 4

飲料メーカー大手13社のシェアとポリシー

飲料メーカー大手13社のシェアとポリシーの違いを著者流にアレンジして一覧表にしました。13社とは、サントリーホールディングス（以下HD）、アサヒ飲料、キリンHD、大塚HD、明治HD、コカ・コーラボトラーズジャパン、森永乳業、サッポロHD、ヤクルト本社、伊藤園、江崎グリコ、カゴメ、ダイドードリンコです。

各社が公表しているIR資料をもとに、売上高に対する比率（2021年度）を示しています。なお、1年分だけの数値を見ていることや、海外・飲料事業以外も含む企業全体の数値をもとに比較していることから、こうした状況を割り引いてみる必要があることを補足しておきます。

また、私は身分を明かしたうえで、各社に自社の主商品に関する同じ内容の質問をしました。その質問に対して、けんもほろろの対応をした会社もあれば、こちらが恐縮するくらい親切に回答してくれた会社もあります。その対応を◎○△で三段階評価をしました。著者の考えによる各項目が何を意味するかは次の通りです。

項目	項目が意味するところ（著者の考え）
研究費割合	研究者をどれだけ大切にしているか
広告費割合	営業マンと商品のイメージをどれだけ大切にしているか
人件費割合	従業員をどれだけ大切にしているか
法人税割合	納税を通じて国家への貢献をどれだけ大切にしているか
株主配当割合	株主をどれだけ大切にしているか
質問への対応	質問者をどれだけ大切にしているか

この一覧表からは、それぞれの会社の社風も見えてきます。私は、研究費が多い会社の商品を購入したいと思っています。一方、法人税が少なかったり、株主配当金が多かったりすると、その会社の商品を購入するモチベーションが下がります。読者の皆さまも、飲み物を購入する際は商品そのものだけでなく、メーカー名も判断の一助にしてみてください。なお、食品系企業への就職や転職を考えている人も志望先選定の参考にご活用ください。

おわりに

体調管理の秘訣は運動と食事、そして飲み物

私は若いときに内科の臨床医をしていました。しかし、診療を続けるうちに健康の基本は栄養であると考えるようになり、東京農業大学に転じて栄養学の研究をずっと続けてきました。東京農業大学のいいところは、農業の専門家、それも「広い意味での農業」において優れた専門家がたくさん揃っていることです。当然、私のすぐ横には食品の専門家もたくさんいらっしゃり、一緒に栄養学を研究できたことで、飲み物に対する私自身の視野も広がり、知識も深まったと自負しています。

私は職業柄、子育て中のお母さんから食育についての質問をよく受けます。たとえば、「子どもに持たせる弁当は、手づくり弁当とコンビニ弁当はどっちがいいですか？」とストレートに質問されたら、そりゃ回答は「手づくり弁当がいいです」になります。しかし、「常にコンビニ弁当を持たせる」は論外としても、「すべてを手づくり弁当」というのも、いつも正しいとは限りません。お母さんの体調がよくないときもあるでしょうし、友だち

同士でお弁当を揃えたいこともあるでしょう。そういうときはコンビニ弁当やファストフードを持たせていいのです。せっかく便利なものが身近にあるのだから、時と場合をよく吟味したうえで、上手に取り入れていけばいいと思っています。

コーラ類も同様です。本書ではコーラに関しては悪口ばかりを書いたような気もしますが、コーラでさわやかな気分になる人が多いのは事実です。コーラに関しても、時と場合をよく吟味し、その害や短所をよく知ったうえで、上手に取り入れていけばいいと思っています。

本書をお読みになった皆さまのなかには、いままで世間の常識だと信じていたことが、実は食品会社がつくった宣伝だったという真実を知って、愕然となられた方もいらっしゃるかと思います。「コカ・コーラ社はコーラを売っているのではない、ブランドを売っているのだ」と説明されると、スッと腑に落ちるところもあるかと思います。

市販の飲み物のなかには巧みな宣伝により、健康に対する効果に過度の期待を持たせることに成功している商品もたくさんあります。そして、通常それらには法外な価格がつけてあるようです。このような高額商品はうまく避けていただき、もっと安い堅実商品を購入して、その浮いたお金でワンランク上の食材を買ってください。これがお金の有効な使い方だと思います。

せっかく本書をお読みになったので、次のことだけは今後も忘れないようにしていただけるとありがたいです。

「原材料名に『果糖』という文字が書いてある飲み物は飲む前にいったん考える」

どう考えて、どのようなアクションを選択するかは、あなた次第です。

今後も各社からいろいろな飲み物が発売されていくことでしょう。メーカーとしても定期的に新製品を出し続けないといけないからです。平行して宣伝方法も進化していくはずです。宣伝に惑わされることなく新製品を試すのは楽しいことです。メーカーに勝った気がしませんか？　新製品はもちろんのこと、口にするすべての飲み物の長所と短所を科学的に正しく評価できる知識を持ってほしいという願いを込めて本書を執筆しました。

できるビジネスパーソンは実年齢より10歳くらい若く見えます。バリバリ仕事をしている姿はそれだけで若く見られる一因ですが、実際に健康に気を遣っている人は多いようです。ポイントは運動と食事、そして飲み物です。自分の体調管理も仕事のひとつだという認識が深く浸透しているからでしょう。

本書をお読みになったあなたは、時と場合を踏まえたうえで、飲み物を的確にチョイスし、有益な飲み方ができるようになっているはずです。忙しいビジネスパーソンが豊富で正確な飲み物の知識を持つことにより、日々の体調を改善し、仕事のパフォーマンスを上げることができたなら、著者として望外の喜びです。

2023年10月

田中越郎

〔参考文献〕

伊藤貞嘉ら監修『日本人の食事摂取基準〈２０２０年版〉』（第一出版、２０２０年）
香川明夫監修『八訂食品成分表２０２３』（女子栄養大学出版部、２０２３年）
荒井綜一ら編集『機能性食品の事典』（朝倉書店、２００７年）
櫻井芳人監修『新・櫻井総合食品事典』（同文書院、２０１２年）
岡田泰伸監修『ギャノング生理学』（丸善出版、２０２２年）
入村達郎監訳『ストライヤー生化学（第８版）』（東京化学同人、２０１８年）
三浦義彰ら編著『食卓の生化学　第２版』（医歯薬出版、２０１７年）
遠藤克己ら『生化学ガイドブック　改訂第３版増補』（南江堂、２００６年）
川合眞一ら編集『今日の治療薬２０２３』（南江堂、２０２３年）
ダン・ベナードット『スポーツ栄養学ハンドブック』（東京大学出版会、２０２１年）
下村吉治『スポーツと健康の栄養学　第５版』（ＮＡＰ、２０２３年）
全国清涼飲料連合会編『清涼飲料水統計２０２３』（全国清涼飲料連合会、２０２３年）

日本臨床栄養協会編集『ＮＲ・サプリメントアドバイザー必携 第６版』（第一出版、２０２３年）
佐々木敏『栄養データはこう読む！ 第２版』（女子栄養大学出版部、２０２０年）
佐々木敏『データ栄養学のすすめ』（女子栄養大学出版、２０１８年）
ジュディス・レヴィン『ソーダと炭酸水の歴史』（原書房、２０２２年）
ジョナサン・モリス『コーヒーの歴史』（原書房、２０１９年）
河野友美『健康に暮らすための水百科』（中央公論社、１９８９年）
高橋久仁子『「食べもの神話」の落とし穴』（講談社、２００３年）
古田紹欽『栄西 喫茶養生記』（講談社、２０００年）
大海淳『自分でつくろう健康茶』（農山漁村文化協会、１９９４年）
藤原ヒロユキ『ビールはゆっくり飲みなさい』（日経ＢＰマーケティング、２０１６年）
吉行淳之介『酔っぱらい読本７』（講談社、１９７９年）
峰如之介『なぜ、伊右衛門は売れたのか。』（すばる舎、２００６年）
内田雅昭『食の商品開発』（昭和堂、２０２１年）

［著者略歴］

田中越郎（たなか・えつろう）

東京農業大学名誉教授。医学博士。専門は栄養学・生理学。長崎市生まれ熊本市育ち。熊本大学医学部を卒業後、三井記念病院内科、スウェーデン王立カロリンスカ研究所留学、東海大学医学部などを経て、東京農業大学栄養科学科へ。所属が農業大学という特徴を活かし、健康におよぼす食品の影響について、医学と栄養学の両面からずっと研究を続けてきた。食品と臨床医学の両方に造詣が深い数少ない栄養の専門家。授業や著書のわかりやすさには定評がある。単著の教科書・参考書は9冊あり、日本中の看護学生の10人に1人は著者の教科書を使って勉強している。代表作『イラストでまなぶ生理学』（医学書院）は1993年の刊行以来、現在までに専門書としては異例の13万部を売り上げている。日本テレビ『世界一受けたい授業』、NHK『朝イチ』などメディア出演多数。

なぜ、一流《いちりゅう》は飲《の》み物《もの》にこだわるのか？

2023年10月21日　初版発行

著　者　田中越郎

発行者　小早川幸一郎

発　行　株式会社クロスメディア・パブリッシング
〒151-0051 東京都渋谷区千駄ヶ谷4-20-3 東栄神宮外苑ビル
https://www.cm-publishing.co.jp
◎本の内容に関するお問い合わせ先：TEL（03）5413-3140／FAX（03）5413-3141

発　売　株式会社インプレス
〒101-0051 東京都千代田区神田神保町一丁目105番地
◎乱丁本・落丁本などのお問い合わせ先：FAX（03）6837-5023
service@impress.co.jp
※古書店で購入されたものについてはお取り替えできません

印刷・製本　中央精版印刷株式会社

　ISBN978-4-295-40888-8　C0030